精译 黄帝内经

《家庭必备养生读物》

传递最科学的养生之法　开启不生病的智慧之门

《珍藏版》

吴鸿 / 编著

陕西出版传媒集团
陕西科学技术出版社

图书在版编目（CIP）数据

精译黄帝内经/吴鸿编著．—西安：陕西科学技术出版社，2013.12
ISBN 978－7－5369－6006－0

Ⅰ．①精… Ⅱ．①吴… Ⅲ．①《内经》—译文 Ⅳ．①R221

中国版本图书馆 CIP 数据核字（2013）第 266009 号

精译黄帝内经

出 版 者	陕西出版传媒集团　陕西科学技术出版社
	西安北大街 131 号　邮编　710003
	电话 (029) 87211894　传真 (029) 87218236
	http：//www.snstp.com
发 行 者	陕西出版传媒集团　陕西科学技术出版社
	电话 (029) 87212206　87260001
印　　刷	北京建泰印刷有限公司
规　　格	710×1000 毫米　16 开本
印　　张	14.5
字　　数	210 千字
版　　次	2014 年 3 月第 1 版
	2014 年 3 月第 1 次印刷
书　　号	ISBN 978－7－5369－6006－0
定　　价	19.80 元

版权所有　翻印必究

前 言 Foreword

《黄帝内经》是以黄帝、岐伯的问答形式阐述了病机病理，还讲述了如何才能不得病。《黄帝内经》不仅是中国传统医学四大经典著作（《黄帝内经》《难经》《神农本草经》《伤寒杂病论》）之一，也是我国医学宝库中现存成书最早的一部医学典籍，更是研究人的生理学、病理学、诊断学、治疗原则和药物学的医学巨著。距今《黄帝内经》已传承了两千多年，被历代医学家视为"中医之祖"。现今的养生专家更是无一例外地对《黄帝内经》推崇备至，因为这本书是中国养生方法的根源。

从理论上来讲，《黄帝内经》详细论述了"阴阳五行学说"、"藏象学说"、"脉象学说"等。这一理论体系为中医学的发展奠定了基础，从另一个角度来说，《黄帝内经》还是一部养生宝典。

"不治已病治未病"，《黄帝内经》认为人与自然是息息相关的，"人以天地之气生，四时之法成"，自然界一切的运动变化，时时刻刻都对人体产生着各种影响。"夫四时阴阳者，万物之根本也。所以圣人春夏养阳，秋冬养阴，以从其根，故与万物沉浮于生长之门。逆其根，则伐其本，坏其真矣。"因此，要做到健康长寿，最重要的一点就是"顺应自然"。这一点对于越来越注重养生的现代人来说，是颇有教益的。

面对《黄帝内经》这样一部博大精深的国医经典，我们今人不仅要读，要理解，更重要的是要活学活用。为了让读者更好地理解和运用《黄帝内经》，我们特地编写了《精译黄帝内经》，本书从实用方便的角度，将原著中的精华进行了浓缩，并对其进行了重新整合编译。

《精译黄帝内经》一书较之其他内经版本，有以下三个特点：一、本书在每篇的开始，列出了几点阅读要点，以便读者心中有数，能更快更准确地掌握文中内容。二、《黄帝内经》的原篇章之间长短差别很大，且有重复之处。本书虽然是精译，但仍然尊重原著，将原文完整地呈现给读者。三、由于

《黄帝内经》中所使用的文言文艰涩难懂，因此我们将原文的深奥理论用通俗的语言进行阐释，使抽象概念形象化、深奥理论通俗化、复杂问题具体化。通过阅读本书，读者不仅能深入领会到其中的养生智慧，掌握各种养生方法和原则，还能灵活运用现代生活条件下的日常养生，达到健康长寿的目的。

万物都有其自然天寿，人的自然寿命起码在百岁以上，然而，能到百岁以上的是少之又少，为什么呢？通过阅读《精译黄帝内经》，读者会明白这样一个道理：养生，就是培养一种健康的生活习惯，只要做到"食饮有节，起居有常，不妄作劳，形神共养"，每一个人都一定能健康长寿。我们希望在这个"亚健康"盛行的时代，在这个中医养生观念越来越受到重视的时代，作者用心血和汗水所铸就的《精译黄帝内经》能成为读者最好的养生导师。

编　者

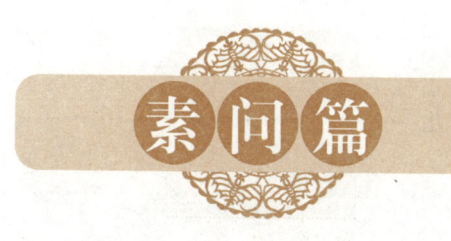

素问篇

卷第一 ······ 002
  上古天真论篇第一 ······ 002
  四气调神大论篇第二 ······ 007
  生气通天论篇第三 ······ 010
  金匮真言论篇第四 ······ 015

卷第二 ······ 019
  阴阳应象大论篇第五 ······ 019
  阴阳离合论篇第六 ······ 027
  阴阳别论篇第七 ······ 030

卷第三 ······ 031
  灵兰秘典论篇第八 ······ 031
  六节藏象论篇第九 ······ 033
  五藏生成篇第十 ······ 035
  五藏别论篇第十一 ······ 038

卷第四 ······ 040
  异法方宜论篇第十二 ······ 040
  移精变气论篇第十三 ······ 042
  汤液醪醴论篇第十四 ······ 043

卷第五 044
脉要精微论篇第十七 044
平人气象论篇第十八 047

卷第六 048
玉机真藏论篇第十九 048

卷第七 051
经脉别论篇第二十一 051
藏气法时论篇第二十二 053
宣明五气篇第二十三 057

卷第八 060
通评虚实论篇第二十八 060
太阴阳明论篇第二十九 061
阳明脉解篇第三十 064

卷第九 066
热论篇第三十一 066
逆调论篇第三十四 070

卷第十 073
疟论篇第三十五 073
气厥论篇第三十七 079
咳论篇第三十八 080

卷第十一 082
举痛论篇第三十九 082
腹中论篇第四十 086

卷第十二 089
风论篇第四十二 089

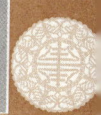

　　痹论篇第四十三 ………………………… 093
　　痿论篇第四十四 ………………………… 096
　　厥论篇第四十五 ………………………… 098

卷第十三 ………………………………… 101
　　奇病论篇第四十七 ……………………… 101
　　脉解篇第四十九 ………………………… 104

卷第十四 ………………………………… 109
　　刺志论篇第五十三 ……………………… 109

卷第十五 ………………………………… 110
　　经络论篇第五十七 ……………………… 110

卷第十六 ………………………………… 112
　　骨空论篇第六十 ………………………… 112
　　水热穴论篇第六十一 …………………… 113

卷第十七 ………………………………… 115
　　调经论篇第六十二 ……………………… 115

卷第十八 ………………………………… 121
　　四时刺逆从论篇第六十四 ……………… 121
　　标本病传论篇第六十五 ………………… 122

卷第十九 ………………………………… 124
　　天元纪大论篇第六十六 ………………… 124
　　五运行大论篇第六十七 ………………… 127

卷第二十 ………………………………… 131
　　五常政大论篇第七十 …………………… 131

卷第二十一 ……………………………… 136
　　六元正纪大论篇第七十一 ……………… 136

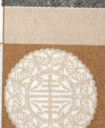

| 本病论篇第七十三 | 139 |

卷第二十二 ... 141
至真要大论篇第七十四 ... 141

卷第二十三 ... 147
徵四失论篇第七十八 ... 147

卷第二十四 ... 148
方盛衰论篇第八十 ... 148
解精微论篇第八十一 ... 150

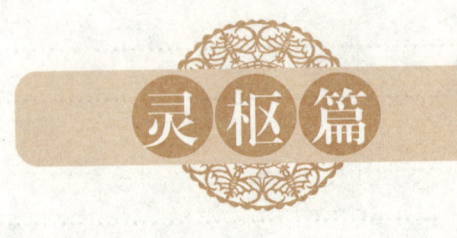

卷第一 ... 154
邪气藏府病形第四 ... 154

卷第二 ... 158
寿夭刚柔第六 ... 158
本神第八 ... 160

卷第三 ... 163
经脉第十 ... 163

卷第四 ... 165
营气第十六 ... 165

脉度第十七 …………………………………… 167
　　营卫生会第十八 ………………………………… 169

卷第五 …………………………………………… 173
　　病本第二十五 …………………………………… 173

卷第六 …………………………………………… 175
　　决气第三十 ……………………………………… 175
　　肠胃第三十一 …………………………………… 177
　　平人绝谷第三十二 ……………………………… 178
　　海论第三十三 …………………………………… 179
　　五乱第三十四 …………………………………… 182
　　五癃津液别第三十六 …………………………… 183
　　阴阳清浊第四十 ………………………………… 185

卷第七 …………………………………………… 186
　　阴阳系日月第四十一 …………………………… 186
　　淫邪发梦第四十三 ……………………………… 188
　　顺气一日分为四时第四十四 …………………… 190

卷第八 …………………………………………… 192
　　论勇第五十 ……………………………………… 192
　　天年第五十四 …………………………………… 195
　　五味第五十六 …………………………………… 197

卷第九 …………………………………………… 200
　　贼风第五十八 …………………………………… 200
　　卫气失常第五十九 ……………………………… 202
　　五味论第六十三 ………………………………… 203

卷第十 …………………………………………… 205
　　五音五味第六十五 ……………………………… 205

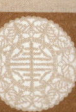

百病始生第六十六 …………………………………… *207*
　　邪客第七十一 ……………………………………… *209*

卷第十一 ……………………………………………… *211*
　　九宫八风第七十七 ………………………………… *211*

卷第十二 ……………………………………………… *213*
　　九针论第七十八 …………………………………… *213*
　　大惑论第八十 ……………………………………… *216*

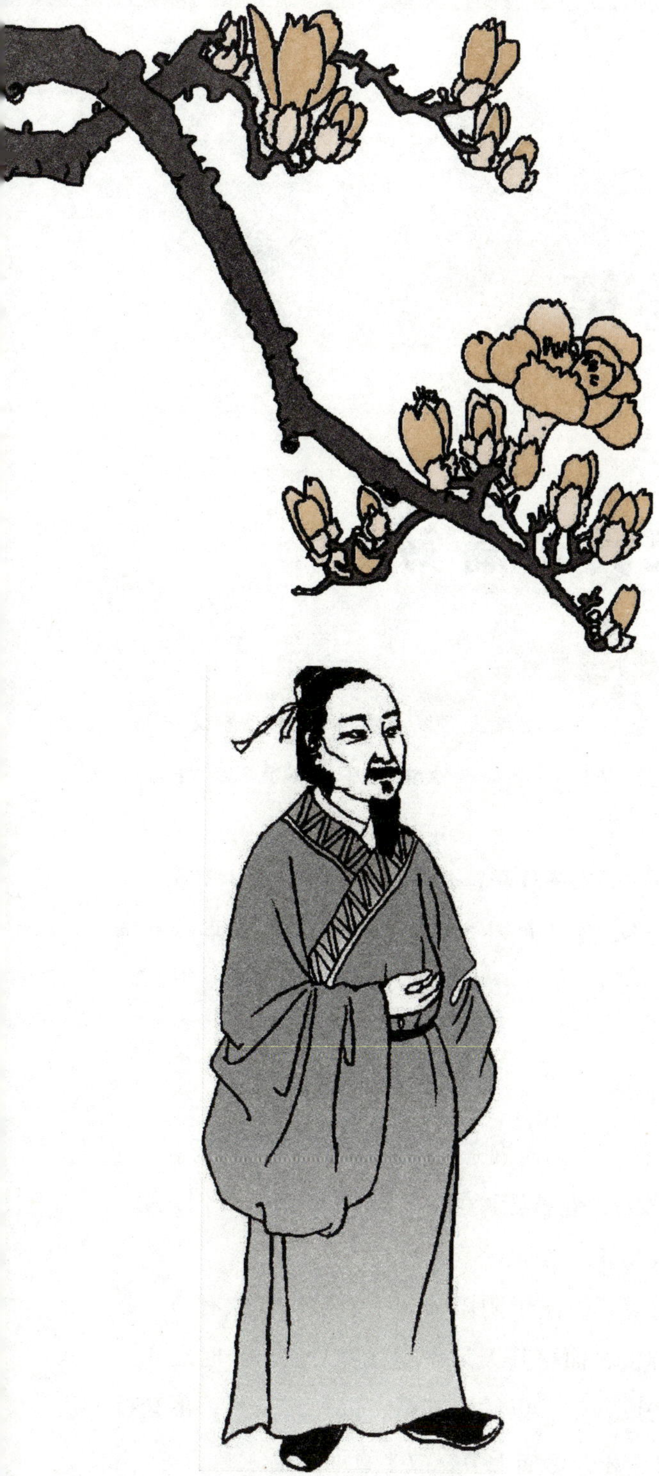

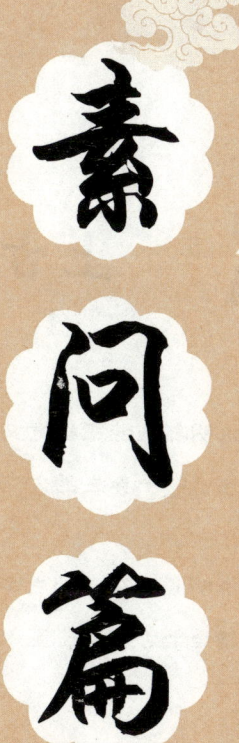

素问篇

卷第一

上古天真论篇第一

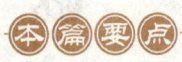

1. 说明养生的积极意义，能够在一定程度上预防疾病，还能延年益寿。
2. 指出科学养生的方法，应当是精神修养、饮食起居、环境气候等方面并重。
3. 说明肾气在人的生命旅程中的重要作用，并且这样的作用男女有别。
4. 结合上古真人、至人、圣人、贤人的养生之道来告诉人们真正的养生要诀。

原　文

昔在黄帝，生而神灵，弱而能言，幼而徇齐，长而敦敏，成而登天。

乃问于天师曰：余闻上古之人，春秋皆度百岁而动作不衰；今时之人，年半百而动作皆衰，时世异耶？人将失之耶？

岐伯对曰：上古之人，其知道者，法于阴阳，和于术数，食饮有节，起居有常，不妄作劳，故能形与神俱，而尽其天年，度百岁乃去。今时之人不然也，以酒为浆，以妄为常，醉以入房，以欲竭其精，以耗散其真，不知持满，不时御神，务快其心，逆于生乐，起居无节，故半百而衰也。

夫上古圣人之教下也，皆谓之虚邪贼风，避之有时，恬淡虚无，真气从之，精神内守，病安从来。是以志闲而少欲，心安而不惧，形劳而不倦，气从以顺，各从其欲，皆得所愿。故美其食，任其服，乐其俗，高下不相慕，其民故曰朴。是以嗜欲不能劳其目，淫邪不能惑其心，愚智贤不肖，不惧于物，故合于道。所以能年皆度百岁而动作不衰者，以其德全不危也。

译　文

过去的轩辕黄帝，生来就十分聪颖，幼小时就很善言辞，年少时便对事物有着敏锐的洞察力，稍长，敦厚而睿智，成年之时就登上天子之位。

黄帝问天师岐伯：我听说上古时候的人，都能活到百岁以上，而行动没有衰老之态；现在的人，往往刚过五十岁就行动不利索了。这是由于时世变迁的缘故呢，还是人们不注意养生造成的？

岐伯答：上古时代的人，那些懂得养生之道的，能效法天地阴阳变化的法则，用合适的养生方法来调和身体，饮食有节制，作息规律，不过度劳心劳力，因此能使形神合一，享尽天年，超过百岁才离开人世。现在的人就不一样了，把酒当作饮料，把散乱放纵的生活当成习惯，醉酒后肆意行房，在放纵情欲中耗尽了精气，耗散了真元，不懂得保持体内精气的充沛，不能有节制地运用精神，贪求一时的欢快，背离了真正的养生之道，起居作息毫无规律，所以到半百之年便呈衰老之态了。

上古圣人教导人们时，都讲到对虚邪贼风等致病因素要及时避开，心情要清静安闲，排除杂念妄想，使体内真气畅通，精神安守于内，疾病就无从发生。所以，上古时人们都神志安闲，清心寡欲，心境安定没有焦虑，身体劳作却不感到疲倦，真气平和顺畅，人人都能朝着自己想要的方向努力而满足自己的愿望。因而，人们无论吃什么都美味，穿什么都舒适，对周围的风俗习惯也是喜闻乐见，不过分关注彼此地位的高低，人们都很朴实。因此，不正当的嗜好和欲求不会引起他们的注意，淫邪的东西不能够迷惑他们的心志。无论愚笨或聪明，贤能或无才，都不会因为外界事物的变化而心存焦虑，符合养生之道。他们之所以能够年过百岁而动作不显得衰老，就是因为他们有完备的养生之道而不被邪气侵害的缘故。

原 文

帝曰：人年老而无子者，材力尽邪？将天数然也？

岐伯曰：女子七岁，肾气盛，齿更发长；二七而天癸至，任脉通，太冲脉盛，月事以时下，故有子；三七肾气平均，故真牙生而长极；四七，筋骨坚，发长极，身体盛壮；五七，阳明脉衰，面始焦，发始堕；六七，三阳脉衰于上，面皆焦，发始白；七七，任脉虚，太冲脉衰少，天癸竭，地道不通，故形坏而无子也。

丈夫八岁，肾气实，发长齿更；二八，肾气盛，天癸至，精气溢泻，阴阳和，故能有子；三八，肾气平均，筋骨劲强，故真牙生而长极；四八，筋骨隆盛，肌肉满壮；五八，肾气衰，发堕齿槁；六八，阳气衰竭于上，面焦，发鬓颁白；七八，肝气衰，筋不能动；八八，天癸竭，精少，肾藏衰，形体皆极，则齿发去。肾者主水，受五藏六府之精而藏之，故五藏盛，乃能泻。今五藏皆衰，筋骨解堕，天癸尽矣，故发鬓白，身体重，行步不正，而无子耳。

译 文

黄帝问：人年老后就不能生育子女了，是因为精力衰竭的缘故呢，还是自然生长发育的规律使然呢？

岐伯答：女子到了七岁，肾气开始充盛，乳齿更换，头发旺长；十四岁时，天癸产生，任脉通畅，冲脉旺盛，月经按时来潮，能够生育了；到了二十一岁，肾气充盈，长出智齿，身体发育成熟；二十八岁时，筋骨强健有力，头发生长达到最茂盛的阶段，身体最为强健；到了三十五岁，阳明经脉气血逐渐衰弱，面部开始憔悴，开始掉头发；四十二岁，三阳经脉从头面部开始转衰，面部憔悴无华，头发开始变白；到了四十九岁，任脉气血虚弱，冲脉气血衰少，天癸随之枯竭，经闭，形体衰老，所以不能再生育了。

男子到了八岁，肾气变得充实，毛发开始长长，乳齿也更换了。十六岁时，肾气旺盛，天癸产生，精气满溢而能外泄，此时男女交合，能够生育子女；到了二十四岁，肾气充盈，筋骨强健，长出智齿，身体发育成熟；三十二岁时，筋骨丰隆强劲，肌肉丰满健壮；到了四十岁，肾气由盛转衰，头发开始脱落，牙齿开始松动；四十八岁时，上部阳气逐渐衰竭，面色憔悴，发鬓变白；到了五十六岁，肝气衰微，筋脉迟滞，不能活动自如；六十四岁的时候，天癸枯竭，精气衰竭，肾脏衰虚，身体全面衰退，牙齿、头发都脱落了。肾脏主水，接受五脏六腑的精气而加以贮藏，脏腑旺盛，肾脏才能排出精液。现在年老了，五脏皆衰，筋骨无力，天癸枯竭，所以鬓发变白，身体沉重，行走不稳，也不能再生育子女了。

原 文

帝曰：有其年已老而有子者，何也？

岐伯曰：此其天寿过度，气脉常通，而肾气有余也。此虽有子，男不过尽八八，女不过尽七七，而天地之精气皆竭矣。

帝曰：夫道者，年皆百数，能有子乎？

岐伯曰：夫道者，能却老而全形，身年虽寿，能生子也。

黄帝曰：余闻上古有真人者，提挈天地，把握阴阳，呼吸精气，独立守神，肌肉若一，故能寿敝天地，无有终时，此其道生。

中古之时，有至人者，淳德全道，和于阴阳，调于四时，去世离俗，积精全神，游行天地之间，视听八达之外，此盖益其寿命而强者也，亦归于真人。

其次有圣人者，处天地之和，从八风之理，适嗜欲于世俗之间，无恚嗔之心，行不欲离于世，被服章，举不欲观于俗，外不劳形于事，内无思想之患，以恬愉为务，以自得为功，形体不敝，精神不散，亦可以百数。

其次有贤人者，法则天地，象似日月，辨列星辰，逆从阴阳，分别四时，将从上古合同于道，亦可使益寿而有极时。

译 文

黄帝问：有的人年迈却仍能生育，是什么原因呢？

岐伯答：这是由于他们先天禀赋超过常人，气血精脉畅通，肾气充盈有

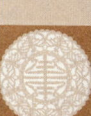

余。这些人虽然有生育能力，但男子一般不超过六十四岁，女子不超过四十九岁，精气还是会枯竭的。

黄帝问：那些精于养生之道的人能活一百多岁，那个时候还能生育子女吗？

岐伯答：这些善于养生的人能够推迟衰老而保全形体，即使年纪很大，仍然能够生育子女。

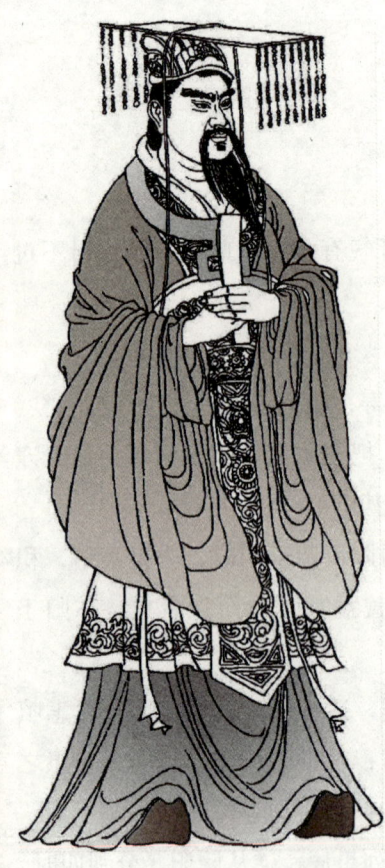

黄帝说：我听说上古时代有修养境界高的真人，掌握了天地运化之道，阴阳消长的法则，呼吸吐纳以养其精气，超然独处而精神内守，使筋骨肌肉与整个身体达到高度的协调，所以能与天地同寿，没有终了之时，这就是他们修道养生的结果。

中古时代，有修养很高的至人，敦厚淳朴，深知养生之道，能和调于阴阳四时的变化，远离世俗纷扰，积蓄精力，保全神气，畅游于广阔的天地之间，见闻广及八荒之外。这些都能使他们延年益寿身体强壮，这种人也可以归属真人的行列。

其次还有被称为圣人的人，安处于天地平和之气，能够顺应气候变化，在纷纭的世俗之间从来没有愤怒怨恨之心，行为也不脱离世俗，穿着装饰普通纹彩的衣服，但举止并不仿效世俗之人，在外不使形体为琐事而劳累，在内也没有过分的思想负担，追求恬静快乐，把怡然自得当成自己的收获，身体不衰惫，精神不耗散，也可以活到百岁。

再有被称为贤人的人，他们依据天地变化、日月盈亏隐现、星辰位置转移之道，顺应阴阳消长，适应四时的变迁，追随上古真人以求符合养生之道，这样也能延年益寿，但也有终结的时候。

四气调神大论篇第二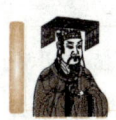

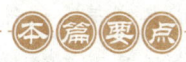

1. 叙述了一年四季不同的气候变化特点,强调人应当顺应四时来养生,违背了就会生病。

2. 提出"治未病"的思想,告诉人们养生应当注重对疾病的预防。

原　文

春三月,此谓发陈。天地俱生,万物以荣。夜卧早起,广步于庭,被发缓形,以使志生,生而勿杀,予而勿夺,赏而勿罚,此春气之应,养生之道也。逆之则伤肝,夏为寒变,奉长者少。

夏三月,此谓蕃秀。天地气交,万物华实,夜卧早起,无厌于日,使志无怒,使华英成秀,使气得泄,若所爱在外,此夏气之应,养长之道也。逆之则伤心,秋为痎疟,奉收者少,冬至重病。

秋三月,此谓容平。天气以急,地气以明,早卧早起,与鸡俱兴,使志安宁,以缓秋刑,收敛神气,使秋气平,无外其志,使肺气清,此秋气之应,养收之道也。逆之则伤肺,冬为飧泄,奉藏者少。

冬三月,此谓闭藏。水冰地坼,无扰乎阳,早卧晚起,必待日光,使志若伏若匿,若有私意,若已有得,去寒就温,无泄皮肤,使气亟夺。此冬气之应,养藏之道也。逆之则伤肾,春为痿厥,奉生者少。

译　文

春天的三个月,为一年之始,天地自然都富有生气,万物欣欣向荣。这时应晚睡早起,多到室外散步,披散开头发,缓舒身形,使神志随着春天的生发之气而舒展。不要滥行杀伐,多施予,少敛夺,多奖励,少惩罚,与春

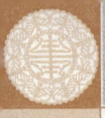

天万物生长之气相呼应,这便是春天里的养生之道。如果违背这些,就会损伤肝脏,使提供给夏长之气的条件不足,到夏季就会发生寒性病变。

夏天的三个月,是万物繁荣茂盛的季节,天地阴阳之气相交,植物开花结果,长势旺盛。人们应当晚睡早起,不要厌烦天气炎热,使情绪平和不燥动,使精神之英华适应夏气以成其秀美,使气机宣畅,精神饱满地与外物相呼应,这与夏季之气相适应,这便是夏天里保养生长之气的方法。如果违逆了这些,就会损伤心脏,使提供给秋收之气的条件不足,到秋天容易发生疟疾,冬天容易再发疾病。

秋天的三个月,自然景象因万物成熟而平定收敛,秋风劲急,地气清明。人应早睡早起,与鸡同时作息,使情绪安定平静,舒缓秋天的肃杀之气,神气内收,以适应秋季容平的特征,不使神思外驰,以保持肺气的清肃功能,这样才能与秋气相适应,是秋天里保养人体收敛之气的方法。违背了这些就会伤及肺气,供给冬天的闭藏之气少,到了冬天易发生腹泻。

冬天的三个月,是万物生机潜伏闭藏的季节,河水结冰,大地冻裂。人不要扰动阳气,应早睡晚起,等到太阳出来时再起床,使情志伏藏,就像人心有所获不外泄一样。应避开严寒,求取温暖,但不要使皮肤出汗而损失阳气。这样才能和冬季之气相适应,是保养人体闭藏机能之道。如果违逆就会伤及肾气,使供给春天生养的能力差,到了春天就会得痿厥之病。

【原　文】

天气,清净光明者也,藏德不止,故不下也。天明则日月不明,邪害空窍。阳气者闭塞,地气者冒明,云雾不精,则上应白露不下。交通不表,万物命故不施,不施则名木多死。

恶气不发,风雨不节,白露不下,则菀槁不荣。贼风数至,暴雨数起,天地四时不相保,与道相失,则未央绝灭。唯圣人从之,故身无奇病,万物不失,生气不竭。

逆春气,则少阳不生,肝气内变。逆夏气,则太阳不长,心气内洞。逆秋气,则太阴不收,肺气焦满。逆冬气,则少阴不藏,肾气独沉。

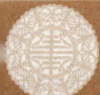

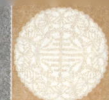

夫四时阴阳者，万物之根本也。所以圣人春夏养阳，秋冬养阴，以从其根，故与万物沉浮于生长之门。逆其根，则伐其本，坏其真矣。故阴阳四时者，万物之终始也，死生之本也。逆之则灾害生，从之则苛疾不起，是谓得道。道者，圣人行之，愚者佩之。

从阴阳则生，逆之则死；从之则治，逆之则乱。反顺为逆，是谓内格。是故圣人不治已病治未病，不治已乱治未乱，此之谓也。夫病已成而后药之，乱已成而后治之，譬犹渴而穿井，斗而铸锥，不亦晚乎！

译文

苍天之气是清净光明的，蕴藏着化育万物之德，含而不露，运行不息，所以能保持自己内蕴的力量而不下泄。倘若天不藏德，显露它的光明，就会使日月不明，邪气乘虚而入，阳气便会闭塞不通，重浊的地气反会遮蔽光明，云雾弥漫不晴，地气无从上应天气，雨露不能下降。天地之气无法交通，万物的生命就不能绵延，草木便会因得不到上天的滋润而枯槁乃至死亡。

恶气不能挥发，风雨不能按时到来，雨露当降而不降，草木不得滋润就会枯槁而不再繁茂。再加上贼风暴雨的不断袭击，天地四时变化失去了秩序，与正常的规律相违背，天下万物都会无从生长而随之夭折。只有圣人能遵从养生之道去适应自然的变化，所以他们身体无大病。天下万物若都不失保养之道，也不会衰竭其生长之气。

如果违逆了春生之气，少阳之气不能生发，就会使肝气内郁而发生病变。违逆了夏长之气，太阳之气就不能生长，就会使心气内虚。违逆了秋收之气，太阴之气不能收敛，就会使肺气燥闷胀满。违逆了冬藏之气，少阴之气不能闭藏，就会使肾气不蓄而发生泄泻。

四季阴阳的变化，是万物生长的根本。所以圣人在春夏季节保养阳气，秋冬季节保养阴气，以顺应生命发展的根本规律，与万物一样在生、长、收、藏的生命过程中生长发展。如果违反了这个根本规律，就会摧残本元，损坏真元之气。所以说，阴阳四时的发展变化是万物的始终，生死的本源。违反它，就会产生灾害，顺应了它，则疾病不生。懂得这个道理才算掌握

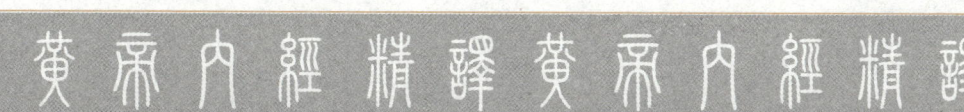

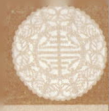

了养生之道。然而,这种养生之道,圣人能够自觉遵行,而愚昧之人却常常违背。

顺从阴阳则生,违背阴阳则死;顺从它就安定,违背它就会发生祸乱。如果背道而行,就会使机体与自然环境不相适应,就会生病。所以,圣人不是在生病后才去治疗,而是重视没有生病时的预防;不是等到乱事发生后再去处理,而是重视未乱之前的防范,说的就是这个道理。如果疾病已经生成再去治疗,乱事已经发生再去解决,就像口渴了才去挖井,临近战斗才去铸造兵器,岂不是太晚了吗?

生气通天论篇第三

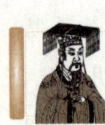

1. 提出"天人相应"的观点,指出人的生命活动与自然界有着密切关系。
2. 论述了阳气对于人的重要性,以及各种原因导致阳气受损后会引发的身体疾病。
3. 提出阴阳平衡是人体健康的首要条件,也是养生的首要原则。
4. 指出人体精血来源于饮食五味,以及过食五味给人体带来的危害。

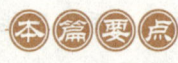

黄帝曰:夫自古通天者,生之本,本于阴阳。天地之间,六合之内,其气九州、九窍、五藏、十二节,皆通乎天气。其生五,其气三,数犯此者,则邪气伤人,此寿命之本也。

苍天之气,清净则志意治,顺之则阳气固,虽有贼邪,弗能害也,此因时之序。故圣人传精神,服天气,而通神明。失之则内闭九窍,外壅肌肉,卫气散解,此谓自伤,气之削也。

阳气者,若天与日,失其所则折寿而不彰,故天运当以日光明。是故阳

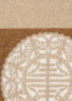

因而上，卫外者也。

因于寒，欲如运枢，起居如惊，神气乃浮。因于暑，汗，烦则喘喝，静则多言。体若燔炭，汗出而散。因于湿，首如裹，湿热不攘，大筋䩄短，小筋弛长。䩄短为拘，弛长为痿。因于气，为肿。四维相代，阳气乃竭。

译文

黄帝说：自古以来，人与自然界都是密切相联的，这是生命的根本，而这个根本不外乎天地阴阳。天地之间，上下四方之内，大如九州地域，小如人的九窍、五藏、十二关节，都与天地之气相通。天气衍生五行，阴阳之气因盛衰消长又各分为三阴三阳。如果人不善于调养，经常违背阴阳五行变化规律，邪气就会伤及人体，所以说阴阳是寿命增损的根本。

苍天之气清净，人的精神就相应的调畅平和，顺应天气的变化就会使阳气充实，即便有贼风虚邪，也不能侵害人体，这是适应时序阴阳变化的结果。所以圣人能够内守精神，顺应天气而通晓阴阳的变化规律。否则在内就会使九窍闭塞，在外使肌肉壅塞，卫气涣散不固。这就是因为人们不顺应自然界变化而伤害了自己，阳气会因此而受到削弱。

人身的阳气，就像天上的太阳一样重要。若阳气失却了正常的位次而不能发挥其重要作用，人就会减损寿命或夭折，生命机能也会暗弱不足。所以上天的运行是以太阳光照而显现其作用的，而人体的阳气也遵照同样的规律在向上向行运行，以起到保护身体、抵御外邪的作用。

人如果受到寒邪的侵袭，阳气应如门轴在门臼中运转一样活动于体内。如果起居猝急，扰动阳气，则易使神气浮躁外越。若受到暑气侵袭，就会多汗、烦躁，甚至喘促，呼呼有声，平静时多言多语。全身发热像炭火燃烧一样，必须出汗，热才能退。如果被湿邪侵袭，就会头部沉重，像被东西裹住一样。如果湿热不能及时排除，就会使大筋萎缩变短、小筋松弛变长。缩而不伸的为拘急之证，弛而无力的为痿证。如果被风邪所伤，会导致浮肿。以上四种邪气交替入侵人体，就会使阳气渐趋枯竭。

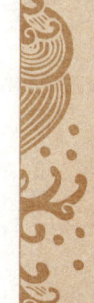

原　文

阳气者，烦劳则张，精绝，辟积于夏，使人煎厥。目盲不可以视，耳闭不可以听，溃溃乎若坏都，汩汩乎不可止。阳气者，大怒则形气绝，而血菀于上，使人薄厥。有伤于筋，纵，其若不容。汗出偏沮，使人偏枯。汗出见湿，乃生痤疿。高梁之变，足生大丁，受如持虚。劳汗当风，寒薄为皶，郁乃痤。

阳气者，精则养神，柔则养筋。开阖不得，寒气从之，乃生大偻。陷脉为瘘，留连肉腠。俞气化薄，传为善畏，及为惊骇。营气不从，逆于肉理，乃生痈肿。魄汗未尽，形弱而气烁，穴俞以闭，发为风疟。

故风者，百病之始也，清静则肉腠闭拒，虽有大风苛毒，弗之能害，此因时之序也。故病久则传化，上下不并，良医弗为。故阳畜积病死，而阳气当隔，隔者当泻，不亟正治，粗乃败之。

故阳气者，一日而主外。平旦人气生，日中而阳气隆，日西而阳气已虚，气门乃闭。是故暮而收拒，无扰筋骨，无见雾露，反此三时，形乃困薄。

译　文

体内的阳气在人烦劳的时候会亢盛而外张，导致阴精耗竭。如果久积到夏季，易发生煎厥病，发作的时候眼睛昏蒙看不见东西，耳朵闭塞听不到声音，病势危急，就像江河决堤、水流汹涌一样不可收拾。阳气在人大怒时就会上逆，血随气升而瘀积在头部，与身体其他部位隔绝不通，使人发生薄厥证。若伤及诸筋，使筋弛纵不收，肢体就不能自如地行动。身体经常只有半边出汗，就会使人偏瘫。如果出汗时受到湿邪侵入，就会长疮疿。在劳动出汗时遇到风寒之邪，会迫聚于皮腠形成粉刺，郁积化热而成疮疖。经常吃肥甘厚味，足以导致发生疔疮，患病很容易，就像以空的容器接受东西一样。如果劳作之后腠理开阖失时，寒邪乘机袭人，就会长粉刺，郁结日久便生成痤疮。

人体阳气，其精微可以养神，其柔性可以养筋。如果腠理开阖失时，寒邪乘机侵入人体，就会生身体俯曲不伸的大偻病。如果寒气深入血脉之中，营气阻滞在肌肉之中，就会发生疮瘘，留滞在肌肤腠理，从背俞侵入到脏腑，进而发展为恐惧和惊骇的病症。汗出未止的时候，形体与阳气都受到一定的消弱，若风寒内侵，腧穴闭阻，就会发生风疟。

所以说，风是引发各种疾病的始端。人体遵循精神安定和劳逸适度等养生的原则，就能使腠理闭密抵御外邪，纵使有大风苛毒之邪，也不能为害于人，这正是顺应四时气候变化规律调养身体的结果。久病往往会变生他病，到了上下阴阳之气不流通时，再高明的医生也无能为力了。所以，阳气蓄积过多，也会使人得病致死，而在阳气蓄积，阻隔不通时，应采用泻法消散阻隔。若不急速予以正确的治疗，被粗疏的医生所误，就会导致死亡。

人体中的阳气，白天运行在外护卫着人体，清晨，阳气开始活跃，并趋向于外；中午阳气最为旺盛，日落之时阳气已经衰退，汗孔也随着闭合。所以，日暮时分阳气要收藏于内而拒邪气于外，不要再扰动筋骨，也不要接近雾露。违反了早、中、晚三个不同时辰阳气的活动规律，身体就会困顿憔悴，产生疾病。

【原文】

岐伯曰：阴者，藏精而起亟也；阳者，卫外而为固也。阴不胜其阳，则脉流薄疾，并乃狂。阳不胜其阴，则五藏气争，九窍不通。是以圣人陈阴阳，筋脉和同，骨髓坚固，气血皆从。如是则内外调和，邪不能害，耳目聪明，气立如故。

风客淫气，精乃亡，邪伤肝也。因而饱食，筋脉横解，肠澼为痔。因而大饮，则气逆。因而强力，肾气乃伤，高骨乃坏。

凡阴阳之要，阳密乃固。两者不和，若春无秋，若冬无夏。因而和之，是谓圣度。故阳强不能密，阴气乃绝；阴平阳秘，精神乃治；阴阳离决，精气乃绝。

因于露风，乃生寒热。是以春伤于风，邪气留连，乃为洞泄。夏伤于暑，秋为痎疟。秋伤于湿，上逆而咳，发为痿厥。冬伤于寒，春必温病。四时之气，更伤五藏。

阴之所生，本在五味；阴之五宫，伤在五味。是故味过于酸，肝气以津，脾气乃绝。味过于咸，大骨气劳，短肌，心气抑。味过于甘，心气喘满，色黑，肾气不衡。味过于苦，脾气不濡，胃气乃厚。味过于辛，筋脉沮弛，精神乃央。是故谨和五味，骨正筋柔，气血以流，腠理以密，如是则骨气以精。谨道如法，长有天命。

译 文

岐伯说：人体的阴是藏精于内而不断地扶持阳气的，阳气是保卫人体外部而固护腠理的。如果阴不胜阳，就会使血液流速急迫，亢盛到极点时还会发生精神狂乱。如果阳不胜阴，则会使五脏功能不协调，九窍闭塞不通。所以圣人注重调和体内阴阳平衡，使筋脉柔和，骨髓坚固，气血畅通。这样内外和谐统一，邪气才不能侵害人体，耳聪目明，血气的运行也就正常了。

风邪侵入人体伤及元气，精血也会耗损，这是风邪伤害肝脏的缘故。在这种情况下，如果吃得过饱，胃肠的筋脉会弛纵不收，就会形成下泄脓血的痔疮。如果饮酒过度，就会使肝气上逆。如果强行行房，就会损伤肾气，损坏腰间脊骨。

阴阳协调的关键，在于阳气致密于外而阴精固守于内。如果阴阳失和，就像一年之中只有春天没有秋天，只有冬天没有夏天一样。因此，使阴阳调和，才是最好的养生方法。如果阳气过于亢盛而不能固密，阴气就会衰竭；只有阴气平和，阳气固密，才能使人精神旺盛；阴阳离析而不能相交，人的精气也就随之而竭绝了。

如果感受雾露风邪，就会发生寒热病证。因此，春天被风邪所伤，邪气滞留不去，到了夏天就会导致严重的腹泻。夏天感染暑邪，潜藏不去，到了秋天就会发生疟疾。秋天被湿邪所伤，就会使肺气上逆而引起咳嗽，形成痿厥病。冬天被寒邪所伤，来年春天就会得温热病。这四时的邪气，会交替伤害人的五脏。

人体精血的产生，源于饮食五味，而贮藏精血的五脏，会因过食五味而受到伤害。过食酸味，会使肝气过盛，脾气受到克制而衰竭。过食咸味，会使骨骼受伤，肌肉枯槁，心气抑郁。过食甜味，会使心气满闷，气逆作喘，颜面发黑，肾气失于平衡。过食苦味，会使脾气濡滞，胃气也因之而薄弱。过食辛味，会使筋脉逐渐衰败，精神也就日渐颓靡。因此，要谨慎合理地调和五味，才能使得骨骼强健，筋脉柔韧，血气通畅，腠理致密。这样，骨气就会得五味滋养而强健。所以，重视养生之道并且依照正确的方法实行，就能够延年益寿，享尽天年，就会长期保有天赋的生命力。

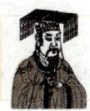

金匮真言论篇第四

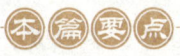

1. 从四季与五脏的关系出发，论述季节性多发病。
2. 阐述阴阳学说在一天之中自然界阴阳变化的体现和在人体相应的体现，以此说明阴阳学说在医学上的灵活运用。
3. 从四时、阴阳、五行为中心来讨论人体脏腑功能和自然界气候变化的有机联系。

原　文

黄帝问曰：天有八风，经有五风，何谓？

岐伯对曰：八风发邪，以为经风，触五藏，邪气发病。所谓得四时之胜者，春胜长夏，长夏胜冬，冬胜夏，夏胜秋，秋胜春，所谓四时之胜也。

东风生于春，病在肝，俞在颈项；南风生于夏，病在心，俞在胸胁；西风生于秋，病在肺，俞在肩背；北风生于冬，病在肾，俞在腰股，中央为土，病在脾，俞在脊。

故春气者，病在头；夏气者，病在藏；秋气者，病在肩背；冬气者，病在四支。

故春善病鼽衄，仲夏善病胸胁，长夏善病洞泄寒中，秋善病风疟，冬善病痹厥。

故冬不按蹻，春不鼽衄；春不病颈项，仲夏不病胸胁；长夏不病洞泄寒中，秋不病风疟；冬不病痹厥，飧泄而汗出也。

夫精者，身之本也。故藏于精者，春不病温，夏暑汗不出者，秋成风疟。此平人脉法也。

译　文

黄帝问：自然界有八方之风，人的经脉病变又有五风之说，这是怎么回事呢？

岐伯答：八方若不依时令而至，就成为致病的邪风。它侵犯经脉，产生经脉的风病，继续循经脉侵害五脏，使五脏发生病变。一年的四个季节，有相克的关系，春胜长夏，长夏胜冬，冬胜夏，夏胜秋，秋胜春。这就是四时相胜的一般规律。

东风生于春季，病变多发生在肝，肝的经气输注于颈项。南风生于夏季，病变多发生在心脏，心的经气输注于胸胁。西风生于秋季，病变多发生在肺部，肺的经气输注于肩背。北风生于冬季，病变多发生在肾，肾的经气输注于腰股。中央长夏季节属土，病变多发生于脾，脾的经气输注于脊背。

所以，春季邪气伤人，多病在头部；夏季邪气伤人，多病在心；秋季邪气伤人，多病在肩背；冬季邪气伤人，多病在四肢。

所以，春季容易出现鼻塞和鼻出血，夏天常生胸胁部位的病，长夏季多发生腹泄等里寒证，秋季多发生风疟，冬季多发生四肢麻木冷痛的疾病。

所以只要冬天不做剧烈运动扰动筋骨，春天就不会发生鼻塞、鼻出血以及颈项部位的疾病，夏天也不会胸胁胀痛，长夏也不会得腹泄一类的里寒症，秋天不会得风疟病，冬天也不会生四肢麻木冷痛、腹泻、多汗等病。

精气是人体的根本，冬季保养储藏好精气，春天就不会得温病，夏季炎热，该出汗而不出汗的人，到了秋天就会得风疟。这是诊察普通人四时发病的一般规律。

原　文

故曰：阴中有阴，阳中有阳。平旦至日中，天之阳，阳中之阳也；日中至黄昏，天之阳，阳中之阴也；合夜至鸡鸣，天之阴，阴中之阴也；鸡鸣至平旦，天之阴，阴中之阳也。故人亦应之。

夫言人之阴阳，则外为阳，内为阴。言人身之阴阳，则背为阳，腹为阴。言人身之藏府中阴阳，则藏者为阴，腑者为阳。肝、心、脾、肺、肾五藏皆为阴，胆、胃、大肠、小肠、膀胱、三焦六腑皆为阳。所以欲知阴中之阴，阳中之阳者，何也？为冬病在阴，夏病在阳，春病在阴，秋病在阳，皆视其所在，为施针石也。故背为阳，阳中之阳，心也；背为阳，阳中之阴，肺也；腹为阴，阴中之阴，肾也；腹为阴，阴中之阳，肝也；腹为阴，阴中之至阴，脾也。此皆阴阳、表里、内外、雌雄相输应也。故以应天之阴阳也。

译 文

所以说，阴之中有阴，阳之中有阳。一天之中，日出到中午，自然界的阳气是阳中之阳，中午到黄昏是阳中之阴，从黄昏到午夜鸡鸣时分是阴中之阴，从午夜鸡鸣到日出是阴中之阳。人体的阴阳变化也该与此相应。

就人体的阴阳来说，外部属阳，内部属阴。按照身体的部位来分，背部为阳，腹部为阴。从脏腑划分来说，脏属阴，腑属阳，肝、心、脾、肺、肾五脏属阴，胆、胃、大肠、小肠、膀胱、三焦六腑属阳。为什么要了解阴中之阴、阳中之阳的道理呢？因为冬天的病多发于阴，夏天的病多发于阳，春天的病多发于阴，秋天的病多发于阳，要根据病变部位运用针刺或者砭石进行治疗。以背部为阳，其阳中之阳是心，阳中之阴是肺；以腹部为阴，其阴中之阴是肾，阴中之阳是肝，阴中至阴是脾。这些都是人体阴阳、表里、内外、雄雌相互对应的关系，与自然界中阴阳的划分是相应的。

原 文

帝曰：五藏应四时，各有收受乎？

岐伯曰：有。东方青色，入通于肝，开窍于目，藏精于肝。其病发惊骇，其味酸，其类草木，其畜鸡，其谷麦，其应四时，上为岁星，是以春气在头也，其音角，其数八。是以知病之在筋也，其臭臊。

南方赤色，入通于心，开窍于耳，藏精于心，故病在五藏。其味苦，其类火，其畜羊，其谷黍，其应四时，上为荧惑星，是以知病之在脉也。其音徵，其数七，其臭焦。

中央黄色，入通于脾，开窍于口，藏精于脾，故病在舌本。其味甘，其类土，其畜牛，其谷稷，其应四时，上为镇星，是以知病之在肉也。其音宫，其数五，其臭香。

西方白色，入通于肺，开窍于鼻，藏精于肺，故病在背。其味辛，其类金，其畜马，其谷稻，其应四时，上为太白星，是以知病之在皮毛也。其音商，其数九，其臭腥。

北方黑色，入通于肾，开窍于二阴，藏精于肾，故病在谿。其味咸，其类水，其畜彘，其谷豆，其应四时，上为辰星，是以知病之在骨也。其音羽，其数六，其臭腐。

译文

黄帝问：除五藏和四季相应外，它们各自还有相类的事物可以归纳起来吗？

岐伯答：有。比如东方青色，与人的肝相通，肝开窍于目，精气内藏于肝，发病多为惊恐抽搐。在五味中对应酸，五行中对应木，五畜中对应鸡，五谷中对应麦，四时中对应春季，上应木星，春天阳气上升，其气在头，在五音为角，在成数中对应八，它的疾病多发生在筋，在五气中对应臊气。

南方赤色，与人的心相通，心开窍于两耳，精华藏于心中，病多在五脏。在五味中为苦，五行中属火，五畜中对应羊，五谷中对应黍，四季中与夏季相应，上应火星，疾病多发生在血脉。在五音中对应徵，在成数中对应七，在五气中对应焦气。

中央黄色，与人的脾相应。脾开窍于口，精华藏在脾中，病多在舌根。在五味中对应甘，五行中对应土，五畜中对应牛，五谷中对应稷，与四时中的长夏相应，上应土星，疾病多发生在肌肉。在五音中对应宫，在成数中对应五，在五气中为香气。

西方白色，与人的肺相应。肺开窍于鼻，精华藏在肺中，病多在背部。在五味中对应辛，五行中对应金，五畜中对应马，五谷中对应稻，在四时中与秋季相应，上应金星，疾病多发生在皮毛。在五音中对应商，在成数中对应九，在五气中对应腥气。

北方黑色，与人的肾相应。肾开窍于二阴，精华藏在肾中，病多在四肢关节。在五味中对应咸，五行中对应水，五畜中对应猪，五谷中对应豆，四时中与冬季相应，上应水星，病多发生在骨。在五音中对应羽，在成数中对应六，在五气中对应腐烂的气味。

卷第二

素问篇

阴阳应象大论篇第五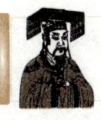

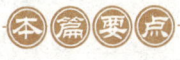

1. 论述了人的阴阳和天地四时之阴阳息息相通，治病养生都需要从阴阳着手才能取得好的效果。
2. 阐述如何才能真正"取法于阴阳"。

原文

黄帝曰：阴阳者，天地之道也，万物之纲纪，变化之父母，生杀之本始，神明之府也。治病必求于本。

故积阳为天，积阴为地。阴静阳躁，阳生阴长，阳杀阴藏，阳化气，阴成形。寒极生热，热极生寒，寒气生浊，热气生清。清气在下，则生飧泄；浊气在上，则生䐜胀。此阴阳反作，病之逆从也。

故清阳为天，浊阴为地；地气上为云，天气下为雨；雨出地气，云出天气。故清阳出上窍，浊阴出下窍；清阳发腠理，浊阴走五藏；清阳实四支，浊阴归六腑。

水为阴，火为阳；阳为气，阴为味。味归形，形归气；气归精，精归化。精食气，形食味；化生精，气生形。味伤形，气伤精；精化为气，气伤于味。

阴味出下窍，阳气出上窍。味厚者为阴，薄为阴之阳。气厚者为阳，薄为阳之阴。味厚则泄，薄则通。气薄则发泄，厚则发热。壮火之气衰，少火之气壮。壮火食气，气食少火。壮火散气，少火生气。气味辛甘发散为阳，酸苦涌泄为阴。

译　文

黄帝说：阴阳之道是天地自然的法则，是万物的纲纪，是万物发展变化的总根源，是生长毁灭的根本，是人精神活动的根基。凡医治疾病，必须从阴阳这个根本上加以考虑。

就自然界来说，阳气积聚上升而成天，浊阴之气凝结下降而为地。阴主宁静，阳主萌动。阳主生成，阴主成长。阳主肃杀，阴主收藏。阳气化生成无形的能量，阴气构成万物的形体。寒到极点会生热，热到极点会生寒。寒能产生浊阴之气，热能产生清阳之气。如果清阳之气在下不能升发，就会发生泄泻。如果浊阴之气在上不能降下，就会得胀满病。这就是违背了阴阳运行规律导致疾病的道理。

清阳之气变为天，浊阴之气变作地。地气蒸发上升形成云，天气凝聚下降形成雨。天气下降形成的雨实为地气所化，地气上升而形成的云有赖于天气的蒸发。人体也如此，清阳之气出于上窍，浊阴出于下窍；清阳之气发散于腠理，精血津液充养五藏；清阳充实四肢，浊阴归行六腑。

水属阴，火属阳。阳是无形的气，阴是有形的味。饮食五味滋养形体，而形体的生成又依赖于气化活动。药物饮食之气生成人体阴精，人体的阴精又依赖气化而产生，阴精是依赖真气产生的，形体是依赖饮食五味而得到充实和生长的，饮食经过生化产生阴精，再经过气化滋养形体。如果饮食不节，会伤及形体，气若偏盛，也会伤精。阴精充足，能够化而为气；五味太过，气会受到伤害。

味属阴，从下窍排出，气属于阳，从上窍发泄。五味之中，味厚的属阴中之阴，味薄的属于阴中之阳；阳气之中，气厚的属阳中之阳，气薄的属于阳中之阴。味厚能使人泄泻，味薄有通利作用，气薄的能向外发泄，气厚的能助阳生热。阳气太过能使元气衰弱，阳气平和才能使元气旺盛。因为亢阳会侵蚀人的元气，元气赖于和阳的煦养；亢阳耗散元气，和阳却使元气逐渐增强。凡气味辛甘而有发散功用的属阳，气味酸苦而有通泄功用的属阴。

原　文

阴胜则阳病，阳胜则阴病。阳胜则热，阴胜则寒。重寒则热，重热则寒。寒伤形，热伤气。气伤痛，形伤肿。故先痛而后肿者，气伤形也，先肿而后痛者，形伤气也。风胜则动，热胜则肿，燥胜则干，寒胜则浮，湿胜则濡泻。

天有四时五行，以生长收藏，以生寒暑燥湿风。人有五藏化五气，以生喜怒悲忧恐。故喜怒伤气，寒暑伤形。暴怒伤阴，暴喜伤阳。厥气上行，满脉去形。喜怒不节，寒暑过度，生乃不固。故重阴必阳，重阳必阴。故曰：冬伤于寒，春必温病；春伤于风，夏生飧泄；夏伤于暑，秋必痎疟；秋伤于湿，冬生咳嗽。

译　文

人体内若阴气偏盛，阳气就会受损而发病，若阳气偏胜，阴气同样会耗损而发病。阳气偏胜就会生热，阴气偏胜就会生寒。寒到极点，会表现为热象；热到极点，会表现出寒象。寒邪损伤形体，热邪损伤气分。气分受伤会产生疼痛，形体受伤会发生肿胀。所以，但凡先疼后肿的，是因为气病而伤及形体；先肿后痛的，是形伤而累及气分。风邪太过，会使人发生痉挛等动摇不定的病症；热邪太过，肌肉会产生红肿；燥气太过，津液就会干涸；寒

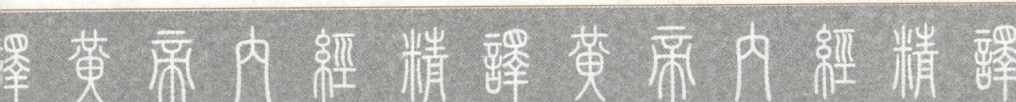

气太过，会使人发生浮肿；湿气太过，会使人发生泄泻。

自然界有春夏秋冬四时的交替、金木水火土五行的演化，形成了万物生长收藏的规律，产生了寒、暑、燥、湿、风的气候。人有心、肝、脾、肺、肾五脏，化生五气，产生了喜、怒、悲、忧、恐五种情志。所以，喜怒等情志过度都会伤气，寒暑外侵，则会损伤形体。大怒会伤阴，大喜会伤阳。更可怕的是逆气上冲，使血液漫溢脉外，神气离决于形体。如果不对喜怒加以节制，也不善于调适寒暑，就会难得健康长寿。阴气过盛就要走向阳，同样阳气过盛也要走向阴。所以，冬季受了寒邪的伤害到了春天就容易发生温病，春季受到风邪的伤害到了夏天就容易得飧泄，夏季受了暑邪的伤害到了秋天就容易得疟疾，秋季受了湿邪的伤害到了冬天就容易发生咳嗽。

原　文

帝曰：余闻上古圣人，论理人形，列别藏府，端络经脉，会通六合，各从其经；气穴所发，各有处名；谿谷属骨，皆有所起；分部逆从，各有条理；四时阴阳，尽有经纪；外内之应，皆有表里。其信然乎？

岐伯对曰：东方生风，风生木，木生酸，酸生肝，肝生筋，筋生心，肝主目。其在天为玄，在人为道，在地为化。化生五味，道生智，玄生神，神在天为风，在地为木，在体为筋，在藏为肝，在色为苍，在音为角，在声为呼，在变动为握，在窍为目，在味为酸，在志为怒。怒伤肝，悲胜怒；风伤筋，燥胜风；酸伤筋，辛胜酸。

南方生热，热生火，火生苦，苦生心，心生血，血生脾，心主舌。其在天为热，在地为火，在体为脉，在藏为心，在色为赤，在音为徵，在声为笑，在变动为忧，在窍为舌，在味为苦，在志为喜。喜伤心，恐胜喜；热伤气，寒胜热；苦伤气，咸胜苦。

中央生湿，湿生土，土生甘，甘生脾，脾生肉，肉生肺，脾主口。其在天为湿，在地为土，在体为肉，在藏为脾，在色为黄，在音为宫，在声为歌，在变动为哕，在窍为口，在味为甘，在志为思。思伤脾，怒胜思；湿伤肉，风胜湿；甘伤肉，酸胜甘。

西方生燥，燥生金，金生辛，辛生肺，肺生皮毛，皮毛在肾，肺主鼻。其在天为燥，在地为金，在人体为皮毛，在藏为肺，在色为白，在音为商，在声为哭，在变动为咳，在窍为鼻，在味为辛，在志为忧。忧伤肺，喜胜忧；热伤皮毛，寒胜热；辛伤皮毛，苦胜辛。

北方生寒，寒生水，水生咸，咸生肾，肾生骨髓，髓生肝，肾主耳。其在天为寒，在地为水，在体为骨，在藏为肾，在色为黑，在音为羽，在声为呻，在变动为栗，在窍为耳，在味为咸，在志为恐。恐伤肾，思胜恐；寒伤血，燥胜寒；咸伤血，甘胜咸。

故曰：天地者，万物之上下也；阴阳者，血气之男女也；左右者，阴阳之道路也；水火者，阴阳之征兆也；阴阳者，万物之始也。故曰：阴在内，阳之守也；阳在外，阴之使也。

译文

黄帝问：我听说上古圣人，谈论人体的形态，分辨脏腑阴阳，审察经脉表里的联系，会通十二经脉之间的六阴六阳，各依其经之循行路线；气穴所发的部位，有自己的名称；肌肉空隙以及关节连属，各有起点；皮部浮络的阴阳顺逆，各有条理；四时阴阳变化，都有一定的规律；外在环境与人体内部相应，都有表里。这些说法正确吗？

岐伯答：东方生风，风能滋养木气，木气能生酸味，酸味能养肝，肝的气血能够养筋，而筋又能养心，肝气上通于目。它在天则深远微妙而无穷，在人能通晓自然变化之道，在地能生化万物。大地有生化，能产生饮食五味；人能知道自然界变化的道理，就能产生智慧；宇宙的深远微妙，是变化莫测的。变化在天空中为风气，在地面上为木气，在人体为筋，在五脏中为肝，在五色为苍，在五音为角，在五声为呼，在病变表现为手指弯曲，在七窍为目，在五味为酸，在情志为怒。过怒伤肝，悲伤又能抑制愤怒；风气太过能伤筋，但燥能制风；过食酸味伤筋，但辛味能抑制酸味。

南方生热，热能生火，火气生苦味，苦味可以养心，心能生血，血又能养脾，心气与舌相关联。它在天为热气，在地为火，在人体为血脉，在五脏为心，在五色为赤，在五音为徵，在五声为笑，在病变表现为气逆，在七窍为舌，在五味为苦，在情志为喜。过喜能伤心，恐惧可以抑制喜；热能伤气，寒气能抑制热；过苦能伤气，咸味能制苦。

中央生湿，湿能旺盛土气，土气能产生甘味，甘味能滋养脾气，脾气能滋养肌肉，肌肉强壮能使肺气充实，脾气与口相关联。它在天为湿气，在地为土气，在人体为肌肉，在五脏为脾，在五色为黄，在五音为宫，在五声为歌，在病变表现为哕逆，在七窍为口，在五味为甘，在情志为思虑。思虑过度伤脾，怒气可以抑制思虑；湿气过度能伤肌肉，风气可以抑制湿气；甘味过度能伤肌肉，酸味能抑制甘味。

西方生燥，燥气能使金气旺盛，金气能产生辛味，辛味能养肺，肺气能滋养皮毛，皮毛润泽能养肾，肺气关联于鼻。它在天为燥气，在地为金，在人体为皮毛，在五脏为肺，在五色为白，在五音为商，在五声为哭，在病变表现为咳，在七窍为鼻，在五味为辛，在情志为忧。忧愁过度伤肺，喜可以制忧；过热能损伤皮毛，寒能制热；辛味过度能伤皮毛，苦味能制辛。

北方生寒，寒气能使水旺，水气能产生咸味，咸味能滋养肾气，肾气能滋长骨髓，骨髓充实能养肝，肾气与耳相关联。它在天为寒气，在地为水气，在人体为骨髓，在五脏为肾，在五色为黑，在五音为羽，在五声为呻吟，在病变表现为战栗，在七窍为耳，在五味为咸，在情志为恐。过度恐惧伤肾，思虑能够抑制恐；寒气太过伤血，燥湿能够抑制寒；过咸能伤血，甘味能抑制咸味。

所以说，天地覆载万物，阴阳化生男女；阴气右行、阳气左行是阴阳循行之路；水性寒、火性热，是阴阳的具体表现；阴阳的变化，是一切事物生成的本始。所以说，阴阳是互相为用的，阴在内，为阳之镇守；阳在外，为阴之役使。

原 文

帝曰：法阴阳奈何？

岐伯曰：阳胜则身热，腠理闭，喘粗为之俯抑，汗不出而热，齿干，以烦冤腹满死,能冬不能夏。阴胜则身寒、汗出,身常清,数慄而寒,寒则厥,厥则腹满死,能夏不能冬。此阴阳更胜之变,病之形能也。

帝曰:调此二者奈何?

岐伯曰:能知七损八益,则二者可调,不知用此,则早衰之节也。年四十,而阴气自半也,起居衰矣。年五十,体重,耳目不聪明矣。年六十,阴痿,气大衰,九窍不利,下虚上实,涕泣俱出矣。故曰:知之则强,不知则老,故同出而名异耳。智者察同,愚者察异,愚者不足,智者有余,有余则耳目聪明,身体轻强,老者复壮,壮者益治。是以圣人为无为之事,乐恬淡之能,从欲快志于虚无之守,故寿命无穷,与天地终,此圣人之治身也。

译 文

黄帝问:人怎样遵循阴阳的规律呢?

岐伯答:阳气太过,身体就会发热。如果腠理紧闭,阳气不能发散,就会喘息气粗急迫,呼吸困难而使身体前俯后仰,无汗发热,牙齿干燥,心胸烦闷,如果再有腹部胀满,就是死症,能够耐受冬天而不能耐受夏天。阴气太过,身体就会恶寒,出冷汗,常觉寒冷而不时打寒颤,如果手足厥逆而又腹部胀满,也是死症。患者能耐受夏天,而不能耐受冬天。这就是阴阳偏胜失去平衡所引起的病证和表现。

黄帝问:怎样能调和阴阳呢?

岐伯答:如果懂得了七损八益的养生之道并遵从,就可以调和阴阳,否则就会早衰。一般来说,人到四十岁,阴气已经衰减一半了,起居动作渐渐衰退;到了五十岁,身体沉重,耳不聪目不明了;到了六十岁,性功能痿弱,肾气大衰,九窍不能通利,下面精气虚而上面阴气盛,流鼻涕、淌眼泪等衰老现象都出现了。所以说,懂得调养的人身体就强健,不懂养生的人身体就容易衰老。所以同得天地之气,同禀父母之精,但寿夭各不相同。智慧的人懂得养生,愚笨的人在有病以后才设法调养。不善于调摄的人,常感到精力不足;而重视调摄的人,却总是精力有余。精力有余则耳目聪明,身体灵活强健,即使到了老年仍然很健壮,本来强壮的就更好了。所以圣人不做勉强的事情，以泊然恬静为乐趣，心志专一地笃守虚无，所以能够寿命无穷，与天地共存。这就是圣人的养生方法。

原　文

天不足西北，故西北方阴也，而人右耳目不如左明也。地不满东南，故东南方阳也，而人左手足不如右强也。

帝曰：何以然？

岐伯曰：东方阳也，阳者其精并于上，并于上则上明而下虚，故使耳目聪明而手足不便也。西方阴也，阴者其精并于下，并于下则下盛而上虚，故其耳目不聪明而手足便也。故俱感于邪，其在上则右甚，在下则左甚，此天地阴阳所不能全也，故邪居之。

故天有精，地有形，天有八纪，地有五里，故能为万物之父母。清阳上天，浊阴归地，是故天地之动静，神明为之纲纪，故能以生长收藏，终而复始。惟贤人上配天以养头，下象地以养足，中傍人事以养五藏。天气通于肺，地气通于嗌，风气通于肝，雷气通于心，谷气通于脾，雨气通于肾。六经为川，肠胃为海，九窍为水注之气。以天地为之阴阳，阳之汗，以天地之雨名之；阳之气，以天地之疾风名之。暴气象雷，逆气象阳。故治不法天之纪，不用地之理，则灾害至矣。

译　文

就天而言，西北方阳热不足，所以西北方属阴，人的右耳目也就不如左边的灵敏、明亮；就地而言，东南方阴气不足，所以东南方属阳，人的左手足也不及右边的灵活强健。

黄帝问：这是什么道理呢？

岐伯答：东方属阳，阳气的精华聚集在上部，上部旺盛则下部相对虚弱，人也一样，所以上部的耳目聪明而下部的手足笨拙不便。西方属阴，阴气的精华就集中在下部，使下部精力充盈而上部精气不足，造成耳目不聪明而手足便利。因此，同是感受了外邪，在上部则身体的右侧较重，在下部则身体的左侧较重。这就是天地阴阳在局部的虚实差异，邪气会乘虚而滞留在人体虚弱的部位。

所以，天有精气，地有形体；天有八节（立春、立夏、立秋、立冬、春分、夏至、秋分、冬至）时序，地有五方（东、西、南、北、中）的布局。因此，天地是万物生长的根本。清阳之气上升于天，有形的浊阴降于地，所以天地的运动与静止，是靠阴阳变化来决定，才使万物春生、夏长、秋收、冬藏，周而复始，循环不止。只有那些贤明的人，上顺应天的轻清之气调养头部，下顺应大地的沉静之气调养足部，在中部则效仿人事间的协调关系来调养五脏之气。天之气与肺相通，地之气与咽喉相通，风木之气与肝相通，雷火之气与心相通，五谷之气与脾相通，雨水之气与肾相通。六经就像大河，肠胃就像大海，九窍好像河流。如果以天地来比喻人体的阴阳，那么人的汗，就好像天地间的雨；人的阳气，像天地间的疾风；人的暴怒之气，就好像自然界的雷霆；逆上之气，就好像久晴不雨。如果养生不符合天地之理，疾病灾害就要接踵而来了。

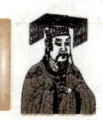 阴阳离合论篇第六

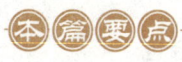

1. 论述自然界以及人相应的阴阳变化。
2. 论述三阴三阳的运行规律及其各自的遁行部位及功能，说明自然界阴阳变化万千，最终要归于阴阳的对立和统一。

黄帝问曰：余闻天为阳，地为阴，日为阳，月为阴。大小月三百六十日成一岁，人亦应之。今三阴三阳，不应阴阳，其故何也？

岐伯对曰：阴阳者，数之可十，推之可百，数之可千，推之可万，万之大不可胜数，然其要一也。天覆地载，万物方生。未出地者，命曰阴处，名

曰阴中之阴；则出地者，命曰阴中之阳。阳予之正，阴为之主。故生因春，长因夏，收因秋，藏因冬。失常则天地四塞。阴阳之变，其在人者，亦数之可数。

译文

黄帝问：我听说天属阳，地属阴，日属阳，月属阴，大小月份共三百六十天而成为一年。人体与此相应，但人体内三阴三阳之数却与天地阴阳之数不相符合，这是什么原因呢？

岐伯答：阴阳的变化是无穷的，由一可数到十，由十又可推到百，由百可数到千，由千又可推到万，由万再推演下去，直至数不胜数。但是，阴阳对立统一运动的规律却是一致的。在天地之间，有了四时阴阳的变化，万物才有生长之机。没有长出地面的时候，居于阴处，称之为阴中之阴；若已长出地面的，就叫做阴中之阳。阳气赋予万物以生机，阴气赋予万物以形体。所以，万物的发生凭借春气的温暖、滋长凭借夏气的炎热、收成凭借秋气的清肃、闭藏凭借冬气的寒冽。如果四时阴阳失常，天地阴阳就会闭塞不通。这种阴阳变化的道理，在人来说，也是有一定的规律，并且可以推测而知的。

原文

帝曰：愿闻三阴三阳之离合也。

岐伯曰：圣人南面而立，前曰广明，后曰太冲。太冲之地，名曰少阴，少阴之上，名曰太阳。太阳根起于至阴，结于命门，名曰阴中之阳。中身而上，名曰广明，广明之下，名曰太阴，太阴之前，名曰阳明。阳明根起于厉兑，名曰阴中之阳。厥阴之表，名曰少阳。少阳根起于窍阴，名曰阴中之少阳。是故三阳之离合也，太阳为开，阳明为阖，少阳为枢。三经者，不得相失也，搏而勿浮，命曰一阳。

帝曰：愿闻三阴。

岐伯曰：外者为阳，内者为阴。然则中为阴，其冲在下，名曰太阴，太阴根起于隐白，名曰阴中之阴。太阴之后，名曰少阴，少阴根起于涌泉，名曰阴中之少阴。少阴之前，名曰厥阴，厥阴根起于大敦，阴之绝阳，名曰阴之绝阴。是故三阴之离合也，太阴为开，厥阴为阖，少阴为枢。三经者，不得相失也，搏而勿沉，名曰一阴。阴阳钟钟，积传为一周，气里形表而为相成也。

译　文

黄帝说：我想了解一下关于人体三阴三阳的离合情况。

岐伯说：圣人面向南边站立，前方叫做广明，后面叫做太冲。行于太冲部位的，是少阴经脉，少阴经脉上方是太阳经脉。太阳经脉的起点是足小趾末端外侧的至阴穴，上端终点是睛明穴，称为阴中之阳。人体从中间划分，上半部分叫广明，下半部分叫做太阴。太阴前面的经脉叫做阳明，阳明经脉起于足部的厉兑穴，称为阴中之阳。厥阴外侧的经脉叫做少阳，少阳经脉起于足部的窍阴穴，被称为阴中之少阳。因此，三阳经的离合情况是：太阳经脉是三阳之表，像门户打开一样发于外，阳明经脉为三阳之里，阳气蓄积于内，少阳经脉是半表半里，仿如门轴，阳气可出可入。人体的三阳经脉不能相互背离，脉象表现应为搏动有力而不过浮，合起来称为一阳。

黄帝说：我想了解一下三阴经脉的离合情况。

岐伯说：人体在外的部分属阳，在内的属阴，在内的经脉就是阴经。太冲的下部，就是太阴经脉，太阴经脉起于足拇趾内侧的隐白穴，叫做阴中之阴；太阴后面的经脉叫做少阴，少阴经脉起于足心涌泉穴，叫阴中之少阴。少阴经脉前面的经脉叫做厥阴，厥阴经脉起于足拇趾外侧的大敦穴，纯阴无阳，称为阴之绝阳。因此，三阴经脉的离合情况是：太阴经为三阴之表，主表为开；厥阴经为三阴之里，藏阴为阖；少阴经半表半里，是太阳经与厥阴经表里出入的枢机。人体这三阴经脉，应保持一致不能失去协调，其脉象表现为搏动有力而不过沉，协调合一称为一阴。阴阳之气在人体中运行不息，周而复始，这就是气运行于内、形立于外、阴阳表里互相作用的结果。

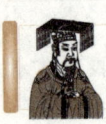

阴阳别论篇第七

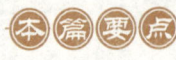

对各经脉病变的描述。

原　文

曰：二阳之病，发心脾，有不得隐曲，女子不月，其传为风消，其传为息贲者，死不治。

曰：三阳为病，发寒热，下为痈肿，及为痿厥腨㾓，其传为索泽，其传为㿗疝。

曰：一阳发病，少气善咳善泄，其传为心掣，其传为隔。二阳一阴发病，主惊骇、背痛、善噫、善欠，名曰风厥。二阴一阳发病，善胀心满善气。三阴三阳发病，为偏枯痿易，四支不举。

结阳者，肿四支。结阴者，便血一升，再结二升，三结三升。阴阳结斜，多阴少阳曰石水，少腹肿。二阳结谓之消。三阳结谓之隔。三阴结谓之水。一阴一阳结谓之喉痹。

译　文

岐伯说：阳明二脉的胃肠病，可影响心脾，往往有难以告人的隐情，如果是女子就会月经不调甚至经闭。若病情发生传变，则会形成肌肉清瘦的风消病，或成为气息喘急奔迫的息贲病，是不治之症。

一般来说，太阳经脉发病，多有畏寒、发热症状，下半身浮肿，手脚痿弱无力，腿肚酸痛。如果病久传变，会使皮肤干燥无光，导致阴囊肿痛。

少阳经脉发病时，生发之气不足，易患咳嗽、腹泻。如果病久传变，会出现心悸虚痛的心掣病，或饮食不下、大便不通的隔病。阳明与厥阴发生病变时，主要会出现惊骇、背痛、嗳气、打呵欠等症状，这叫做风厥病。少阴经脉与少阳经脉发病时，易出现腹胀、心下满闷、时常叹息等症状。太阳经脉与太阴经脉发生病变时，会导致半身不遂、肢体无力、四肢不能活动等。

邪气在阳经郁结，四肢就会浮肿；邪气在阴经郁结，就会大便下血。轻者便血少，中者便血量多，严重者大量便血。阴经、阳经都郁结时，如果阴经比阳经严重，就会得水肿病中的"石水"，主要是小腹肿胀；阳明经脉受邪气郁结时，会得消渴病；太阳经脉受邪气郁结时，会形成便闭不通的隔病；太阴经脉受邪气郁结时，会导致水肿；厥阴和少阳经脉郁结时，会导致咽喉肿痛的喉痹病。

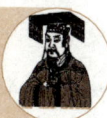

卷第三

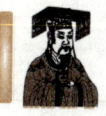

灵兰秘典论篇第八

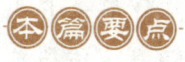

本篇要点

1. 以古代王朝十二官的职务比喻十二脏腑，讨论十二脏腑的生理功能。
2. 强调心在人体中的主宰作用，以及与其他脏器相互协调的重要性。

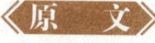

原　文

黄帝问曰：愿闻十二藏之相使，贵贱何如？

岐伯对曰：心者，君主之官也，神明出焉。肺者，相傅之官，治节出焉。

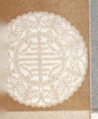

肝者，将军之官，谋虑出焉。胆者中正之官，决断出焉。膻中者，臣使之官，喜乐出焉。脾胃者，仓廪之官，五味出焉。大肠者，传道之官，变化出焉。小肠者，受盛之官，化物出焉。肾者，作强之官，伎巧出焉。三焦者，决渎之官，水道出焉。膀胱者，州都之官，津液藏焉，气化则能出矣。凡此十二官者，不得相失也。故主明则下安，以此养生则寿，殁世不殆，以为天下则大昌。主不明则十二官危，使道闭塞而不通，形乃大伤，以此养生则殃，以为天下者，其宗大危，戒之戒之！

译 文

黄帝问：我想听听人体十二藏器的功能作用及主从关系是什么。

岐伯答：对于人体来说，心脏就像君主一样，主宰着人的精神意志和思维活动。肺好比宰相，辅助心脏治理调节全身的气、血、津液及脏腑生理功能。肝如同将军，主管人的谋划思考。胆就像司法之官，具有决断能力。膻中就像君主身边的内臣，主管着人的喜怒哀乐。脾胃好比主管粮仓的长官，五味的营养靠它们而消化、吸收和贮藏。大肠好似运输官员，负责转运饮食中的糟粕。小肠是受盛之官，接受脾胃已消化的食物，进一步吸纳分化饮食中的精微物质，将浊者传入大肠。肾脏就如作用强力的官员，肾气充盈则身体强壮、精巧能干。三焦是主管水利的官员，通调全身的水道。膀胱是州都之官，聚集水液，经过阳气运化，排除体外。这十二脏器，彼此不能失去协调。当然，最重要的是君主，君主英明则朝下安定，即心脏功能正常，其他脏腑才会协调。按照这个道理养生就会长寿，终其一生都不会有什么大的疾病。按这个道理去治理天下，就会繁荣昌盛。如果君主不开明睿智，心脏不健康，那么包括其在内的十二脏器都会发生危险，会使各个脏器之间协调不畅，形体就会受到损伤。这对于养生来说，只会招致灾殃，缩短寿命。对于治理天下来说，国家就有亡覆危险，应该慎重警惕啊！

六节藏象论篇第九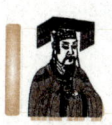

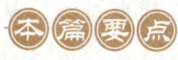

1. 论述五运失常时序变异对人体的影响。
2. 谈论五脏的生理功能和外在表现,以及其与外界环境、时令特征的密切联系。

原 文

帝曰:何谓所胜?

岐伯曰:春胜长夏,长夏胜冬,冬胜夏,夏胜秋,秋胜春,所谓得五行时之胜,各以气命其藏。

帝曰:何以知其胜?

岐伯曰:求其至也,皆归始春,未至而至,此谓太过,则薄所不胜,而乘所胜也。命曰气淫,不分邪僻内生工不能禁。至而不至,此谓不及,则所胜妄行,而所生受病,所不胜薄之也,命曰气迫。所谓求其至者,气至之时也。谨候其时,气可与期,失时反候,五治不分,邪僻内生,工不能禁也。

帝曰:有不袭乎?

岐伯曰:苍天之气,不得无常也。气之不袭,是谓非常,非常则变矣。

译 文

黄帝问:什么叫做所胜?

岐伯答:春天之气克制长夏之气,长夏之气克制冬天之气,冬天之气克制夏天之气,夏天之气克制秋天之气,秋天之气克制春天之气,这就是时令根据五行而互相胜负的情况。同时,时令又依据五行属性来影响各脏。

黄帝问:怎样知道它们之间的相胜情况呢?

岐伯答:首先要推求气候到来的时间,一般从立春开始,如果时令未到

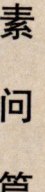

而气候先来，称为太过。太过就会伤害本来克制它的气，而对它应该克制的气克伐太过，这样的情况叫做气淫。邪僻之气已经生成，医生也无能为力。时令已到而气候未到，称为不及。不及则自己所滋胜之气便会因无制约而妄行，自己所滋生之气便会因无所养而受病，自己所不胜之气会乘隙相迫，这种情况叫做气迫。所谓推求气候到来与否，就是要根据时令推求气候到来的早晚，谨慎等候时令的变化，气候的到来是可以预期的。假如脏气与时令不合，且与五行之间的对应关系也无从分辨，那就表明邪僻之气已经生成，连医生也无能为力。

黄帝问：五行之气有不相承袭的吗？

岐伯答：自然界的五行之气在四时中的分布不能没有常规。如果五行之气不按规律依次相承，就是反常，反常就会使人发生病变。

原　文

帝曰：余闻气合而有形，因变以正名。天地之运，阴阳之化，其于万物，孰少孰多，可得闻乎？

岐伯曰：草生五色，五色之变，不可胜视；草生五味，五味之美，不可胜极；嗜欲不同，各有所通。天食人以五气，地食人以五味。五气入鼻，藏于心肺，上使五色修明，音声能彰；五味入口，藏于肠胃，味有所藏，以养五气，气和而生，津液相成，神乃自生。

帝曰：藏象何如？

岐伯曰：心者，生之本，神之变也；其华在面，其充在血脉，为阳中之太阳，通于夏气。肺者，气之本，魄之处也；其华在毛，其充在皮，为阳中之太阴，通于秋气。肾者，主蛰，封藏之本，精之处也；其华在发，其充在骨，为阴中之少阴，通于冬气。肝者，罢极之本，魂之居也；其华在爪，其充在筋，以生血气，其味酸，其色苍，此为阳中之少阳，通于春气。脾、胃、大肠、小肠、三焦、膀胱者，仓廪之本，营之居也，名曰器，能化糟粕，转味而入出者也，其华在唇四白，其充在肌，其味甘，其色黄，此至阴之类，通于土气。凡十一藏，取决于胆也。

译 文

黄帝问：我听说由天地之气化合而成形体，因形体不同而有万物的名称。天地的气运，阴阳的变化，它们对于万物的生成，就其作用而言哪个多哪个少，可以听您讲一讲吗？

岐伯答：草有五种不同的颜色，五种颜色的变化之多，是看也看不尽的；草木产生五种不同的气味，五味的醇美，是尝也尝不完的。人对色味的嗜欲不同，而各色味是分别与五脏相通的。天供给人们以五气，地供给人们以五味。五气由鼻吸入，贮藏于心肺，其气上升，能使脸色明润，声音洪亮。五味由口而入，藏在肠胃里，经过肠胃消化，吸收其精微以养五脏之气。脏气和谐而保有生化机能，津液随之生成，神气也自然产生了。

黄帝问：脏象是怎样的呢？

岐伯答：心是生命的根本，是精神意志之所在，它的荣华显现在面部，主要功用是充实血脉，为阳中的太阳，与夏气相通。肺是气的根本，是魄之所在，它的荣华表现在毫毛，主要功用是充实皮表，是阳中的太阴，与秋气相通。肾是真阳真阴蛰藏之所，是封藏精气的根本，精气储藏的地方，它的荣华表现在头发，功用主要是充实骨髓，为阴中之少阴，与冬气相通。肝是人体耐受疲劳的根本，是藏魂的地方，它的荣华显现在爪甲，主要功用是充实筋力、生养血气，它味酸、色青，是阳中之少阳，与春气相应。脾、胃、大肠、小肠、三焦、膀胱是水谷精微化生的根本，是营气所生的地方，称为器，它们能吸收水谷精微，排泄糟粕，管理饮食五味的转化、吸收和排泄，它们的荣华显现在口唇四周，主要功用是充实肌肉，它们味甘、色黄，属于至阴，与土气相通。以上十一脏功能的发挥，都取决于胆气的升发。

五藏生成篇第十

本篇要点

1. 以五脏为核心，论述五脏与身体其他组织的联系及五脏间的制约关系。

2. 论述五脏与五体、五色、五味之间的关系，说明饮食五味与五脏相合以及偏食五味对五脏的伤害。

3. 阐述如何通过面色来判断人的疾病轻重。

原　文

　　心之合脉也，其荣色也，其主肾也。肺之合皮也，其荣毛也，其主心也。肝之合筋也，其荣爪也，其主肺也。脾之合肉也，其荣唇也，其主肝也。肾之合骨也，其荣发也，其主脾也。

　　是故多食咸，则脉凝泣而变色；多食苦，则皮槁而毛拔；多食辛，则筋急而爪枯；多食酸，则肉胝而唇揭；多食甘，则骨痛而发落，此五味之所伤也。故心欲苦，肺欲辛，肝欲酸，脾欲甘，肾欲咸，此五味之所合也。

　　五藏之气，故色见青如草兹者死，黄如枳实者死，黑如炲者死，赤如衃血者死，白如枯骨者死，此五色之见死也。青如翠羽者生，赤如鸡冠者生，黄如蟹腹者生，白如豕膏者生，黑如乌羽者生，此五色之见生也。

　　生于心，如以缟裹朱；生于肺，如以缟裹红。生于肝，如以缟裹绀。生于脾，如以缟裹栝楼实。生于肾，如以缟裹紫。此五藏所生之外荣也。

　　色味当五藏，白当肺、辛，赤当心、苦，青当肝、酸，黄当脾、甘，黑当肾、咸。故白当皮，赤当脉，青当筋，黄当肉，黑当骨。

译　文

　　心脏与血脉相应，它荣养着面部的色泽，肾水可以制约心火；肺脏与皮肤相应，它荣养着毫毛，心火可制约肺金；肝脏与筋相应，它荣养着爪甲上，肺金可制约肝木；脾脏与肌肉相应，它荣养着口唇，肝木制约可脾土；肾与骨骼相应，它荣养着头发，脾土可制约肾水。

　　所以，过分偏嗜咸味，会使血脉凝涩不畅，颜面色泽发生变化。过分偏嗜苦味，会使皮肤枯槁、毫毛脱落。过分偏嗜辛味，会使筋脉拘挛而爪甲枯槁。过分偏嗜酸味，会使肌肉粗厚而嘴唇开裂掀起。过分偏嗜甘味，会使骨骼疼痛、头发脱落。这是五味太过所造成的损害。所以，心喜欢苦味，肺喜欢辛味，肝喜欢酸味，脾喜欢甜味，肾喜欢咸味，这才是五味与五脏之气相适宜的对应关系。

面部的气色可反映出五脏之气的盛衰。面部出现暗如枯草的青色，是死症；出现枳实一样的黄色，是死症；出现烟煤一样的黑色，是死症；出现凝血一样的红色，是死症；出现枯骨一样的白色，是死症。这是五种颜色表现为死症的情况。面色青得像翠鸟的羽毛，有生机；红得像鸡冠，有生机；黄得像螃蟹的肚皮，有生机；白得像猪油，有生机；黑得像乌鸦的羽毛，有生机。这是五种颜色表现为有生机的情况。

进一步说，心脏有生气，面色就像白绢裹着朱砂；肺脏有生气，面色就像白绢裹着粉红色的丝绸；肝脏有生气，面色就像白绢裹着天青色的丝绸；脾脏有生气，面色就像白绢裹着栝楼的果实；肾脏有生气，面色就像白绢裹着天紫色的丝绸。这些都是五脏富有生气充盛于面部的表现。

色味与五脏是相应的，白色和辛味应于肺，赤色和苦味应于心，青色和酸味应于肝，黄色和甘味应于脾，黑色和咸味应于肾。又因为五脏外合五体，所以，白色应于皮，赤色应于脉，青色应于筋，黄色应于肉，黑色应于骨。

原　文

诸脉者，皆属于目；诸髓者，皆属于脑；诸筋者，皆属于节；诸血者，皆属于心；诸气者，皆属于肺，此四支八溪之朝夕也。

故人卧血归于肝，肝受血而能视，足受血而能步，掌受血而能握，指受血而能摄。卧出而风吹之，血凝于肤者为痹，凝于脉者为泣，凝于足者为厥。此三者，血行而不得反其空，故为痹厥也。

是以头痛巅疾，下虚上实，过在足少阴、巨阳，甚则入肾。徇蒙招尤，目冥耳聋，下实上虚，过在足少阳、厥阴，甚则入肝。腹满䐜胀，支膈胠胁，下厥上冒，过在足太阴、阳明。咳嗽上气，厥在胸中，过在手阳明、太阴。心烦头痛，病在膈中，过在手巨阳、少阴。

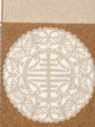

译文

人体的所有脉络都上注于眼睛,所有的精髓都汇聚于脑,所有的筋脉都属于骨节,所有的血脉皆注于心,所有的气机都归肺来管。人的气血的运行,朝夕来往,都以四肢八溪为场所。

所以,人躺卧时,血液就回归到肝脏中。肝得到血的滋养就会濡养于目,使眼睛看见东西,脚得到血的滋养就能行走,手掌得血滋养就能握物,手指得血滋养就能摄拿东西。如果睡醒起床外出为冷风所吹,血液凝滞在肌肤,就会发生痹症;血液凝滞在经脉,就会使得血行迟滞;血液凝滞在足部,就会发生下肢厥冷。这三种情况,都是气血的运行不能返回组织间隙的孔穴之处,所以会造成痹厥等症。

头痛等头部的疾患,属于下虚上实的病变,病变在足少阴和足太阳经,如果病情进一步发展就会传到肾脏。头晕目眩,有天旋地转之感,并有耳鸣耳聋的,属于下实上虚的病变,病在足少阳经与足厥阴经,疾病进一步发展就会进入肝脏。腹部胀满,胸膈腋下间有支撑感,下部逆孔之气上犯,病在足太阴经与足阳明经。咳嗽逆喘,气机逆乱于胸中,病在手阳明经及手太阴经。心烦头痛,胸膈不适的,病在手太阳经及手少阴经。

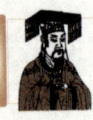

五藏别论篇第十一

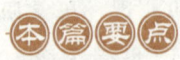

1. 论述"奇恒之腑"、"传化之腑"的概念和功能特点。
2. 论述五脏六腑的总体功能、特点。

原　文

黄帝问曰:余闻方士,或以脑髓为藏,或以肠胃为藏,或以为腑。敢问更相反,皆自谓是,不知其道,愿闻其说。

岐伯对曰：脑、髓、骨、脉、胆、女子胞，此六者，地气之所生也。皆藏于阴而象于地，故藏而不泻，名曰奇恒之腑。夫胃、大肠、小肠、三焦、膀胱，此五者，天气之所生也，其气象天，故泻而不藏。此受五藏浊气，名曰传化之腑，此不能久留，输泻者也。魄门亦为五藏使，水谷不得久藏。

所谓五藏者，藏精气而不泻也，故满而不能实。六腑者，传化物而不藏，故实而不能满也。所以然者，水谷入口，则胃实而肠虚，食下，则肠实而胃虚。故曰实而不满，满而不实也。

译 文

黄帝问：我从方士那里听到的脏和腑的说法有些不同，有的把脑髓称为脏，有的把肠胃称为脏，也有把肠胃称为腑的。他们的看法完全相反，但都认为自己是正确的，我不知道他们谁说的正确，希望听你讲一下。

岐伯答：脑、髓、骨、脉、胆、女子胞宫，这六个器官是禀受地气而生成的，它们都能像大地包藏万物一样藏纳阴精，贮藏而不外泄，叫做"奇恒之腑"。胃、大肠、小肠、三焦、膀胱，这五个器官是禀受天气而生成的，它们像天一样健行不息，外泄而不贮藏，能受纳五脏的浊气，叫做"传化之腑"。它们所受的浊气不能长时间停留其间，需在分化以后把精华和糟粕分别输送和排出，肛门也为它们发挥作用，这样糟粕就不会久留于体内。

五脏，专主贮藏精气，并不直接传送水谷，所以它们经常保持精气盈满，而无水谷充实其中。至于六腑，则是要把食物消化、吸收、输泻出去，所以它们虽有食物充实其中却不能保持精气饱满。之所以这样，是因为饮食从口进入胃以后，胃中充实而肠中却是空虚的；等食物从胃下行到肠道以后，肠中充实了而胃中却空虚了。所以说六腑是"实而不满"，五脏是"满而不实"。

卷第四

异法方宜论篇第十二

本篇要点

1. 论述东、西、北、南、中五个地区的地理环境、气候条件、民俗习惯等差异对人体生理活动和疾病发生情况的影响，以及由这样一些不同的因素造成的不同疾病的不同治疗方法。

2. 指出"同病异治"的重要性。

原文

黄帝问曰：医之治病也，一病而治各不同，皆愈何也？

岐伯对曰：地势使然也。故东方之域，天地之所始生也。鱼盐之地，海滨傍水，其民食鱼而嗜咸，皆安其处，美其食。鱼者使人热中，盐者胜血，故其民皆黑色疏理。其病皆为痈疡，其治宜砭石。故砭石者，亦从东方来。

西方者，金玉之域，沙石之处，天地之所收引也。其民陵居而多风，水土刚强，其民不衣而褐荐，其民华食而脂肥，故邪不能伤其形体，其病生于内，其治宜毒药。故毒药者，亦从西方来。

北方者，天地所闭藏之域也。其地高陵居，风寒冰冽，其民乐野处而乳食，藏寒生满病，其治宜灸焫。故灸焫者，亦从北方来。

南方者，天地所长养，阳之所盛处也。其地下，水土弱，雾露之所聚也。其民嗜酸而食胕，故其民皆致理而赤色，其病挛痹，其治宜微针。故九针者，亦从南方来。

中央者，其地平以湿，天地所以生万物也众。其民食杂而不劳，故其病多痿厥寒热。其治宜导引按跷，故导引按跷者，亦从中央出也。

故圣人杂合以治，各得其所宜，故治所以异而病皆愈者，得病之情，知治之大体也。

译 文

黄帝问：医生在治疗疾病的时候，同一种病虽然各人采取的治病方法不同但都能治愈，这是为什么呢？

岐伯答：这是地理环境不同的缘故。例如东方地区，是天地之气周而复始重新升发的地方，出产鱼盐，地处海滨而又离水近，人们多吃鱼类而喜欢咸味，他们习惯这种居住环境和生活方式，以鱼盐为美食。但鱼性属火，吃多了会生内热，咸能走血，盐吃多了，会伤血。所以当地的人们，大都皮肤黑、肌理松疏，多发痈疡之类的疾病。治疗这类病症，宜采用砭石疗法。因此，砭石疗法，是从东方传来的。

西方地区盛产金玉，遍地沙石，具有自然界秋季收敛的气象。人们依山而居，其地多风沙，土强水硬。他们生活上不讲究衣着服饰，穿毛布睡草席，但饮食都是鲜美的酥酪、脂肉之类，人多肥胖，外邪不容易侵犯他们的身体。他们发病，大都属于内伤，宜用药物进行治疗。所以药物疗法，是从西方传来的。

北方地区是天地闭藏之气所在，自然气候如同冬天的闭藏气象，地势高寒。人们依山陵而居，经常处在风寒冰冽的环境中。这里的人们又时常游牧野居，吃的是牛羊乳汁，内脏常受寒邪，容易发生胀满的疾病，在治疗上最宜使用艾火灸灼。所以艾火灸灼的治疗方法，是从北方传来的。

南方地区类似自然界长养万物的夏季气候，是阳气最盛的地方。地势低下，水土潮湿，经常有雾露聚集。人们喜欢吃酸味和腐熟的食物，所以身体皮肤致密又带着红色，容易发生拘挛湿痹等疾病，治疗这类疾病，宜采用小针微刺的方法。所以，使用九针治病，是从南方传过来的。

中央地区地形平坦而潮湿，物产丰富，人们的食物种类很多，生活比较安逸，多发生痿弱、厥逆、寒热等病，这些病的治疗，宜用导引按跷的方法。

所以导引按跻的治法，是从中央地区流传开来的。

所以一个高明的医生会参合各种治法，针对病情给予恰当的治疗。尽管疗法不同，疾病却都能痊愈，这便是由于医生能够全面了解病情，并掌握了治病大法的缘故。

移精变气论篇第十三

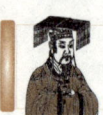

本篇要点

论述在不同的时代，人们的生活环境、精神状况等因素所造成的疾病差异，以及在治疗方法上的不同，间接提醒人们注意养生。

原 文

黄帝问曰：余闻古之治病，惟其移精变气，可祝由而已。今世治病，毒药治其内，针石治其外，或愈或不愈，何也？

岐伯对曰：往古人居禽兽之间，动作以避寒，阴居以避暑，内无眷慕之累，外无伸宦之形，此恬憺之世，邪不能深入也。故毒药不能治其内，针石不能治其外，故可移精祝由而已。当今之世不然，忧患缘其内，苦形伤其外，又失四时之从，逆寒暑之宜。贼风数至，虚邪朝夕，内至五藏骨髓，外伤空窍肌肤，所以小病必甚，大病必死，故祝由不能已也。

译 文

黄帝问：我听说古时治病，只转移病人的精神意识和改变气的运行，或通过巫医祝由的方法，病就好了。现在治病，要用药物从内里治疗，用针刺、砭石从外部治疗，有的可以治愈，有的尚且不能治愈，这是什么原因呢？

岐伯答：古时候的人们，以打猎为生在禽兽之间追逐生存，寒冷到了的时候，就利用活动以除寒冷，暑热来了，就到阴凉的地方避免暑气。心中没有眷恋羡慕等情志牵挂，形体上也没有什么追名逐利造成的劳累形役，处在清静恬淡的环境里，外邪是不易侵犯人体的，所以既不需要药物治疗内部，也不需要针石治疗外部。即使有疾病的发生，只要改变病人的精神，或祈祷祝由就够了。现在的社会风气就不一样了，人心里为忧患所缠绕，形体为过度的劳累所损伤，又不能顺从四季的气候变迁，违背了防寒避暑的养生方法，常常遭受到"虚邪贼风"的侵袭，邪风入内就深入到五脏骨髓，邪滞于外就伤害孔窍肌肤，这样轻病必重，重病必死，所以再用祝由的方法便不能医好疾病了。

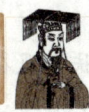 汤液醪醴论篇第十四

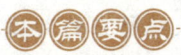

1. 论述了精神调养、精神状态在养生和治病上的重要意义。
2. 阐述医患合作对于疾病治疗的积极意义。

原　文

帝曰：形弊血尽而功不立者何？

岐伯曰：神不使也。

帝曰：何谓神不使？

岐伯曰：针石，道也。精神不进，志意不治，故病不可愈。今精坏神去，荣卫不可复收。何者？嗜欲无穷，而忧患不止，精气弛坏，荣泣卫除，故神去之而病不愈也。

帝曰：夫病之始生也，极微极精，必先入结于皮肤。今良工皆称曰病成，名曰逆，则针石不能治，良药不能及也。今良工皆得其法，守其数，亲戚兄弟远近，音声日闻于耳，五色日见于目，而病不愈者，亦何暇不早乎？

岐伯曰：病为本，工为标，标本不得，邪气不服，此之谓也。

译　文

黄帝问：如果病人已经形体衰败、气血竭尽，治疗就不见功效，这是什么道理？

岐伯答：这是因为病人的神气已不能发挥它的应有作用了。

黄帝问：什么叫做神气不能发挥它的应有作用？

岐伯答：针石治病，不过是一种方法而已。病人的神气已经衰微，意志已经散乱，纵然有好的方法，神气不起作用，病就不能好。况且病人的严重情况，已经达到精神败坏、神气离去、荣卫不可以再恢复的地步了。为什么病情会发展到这样的地步呢？主要由于病人不懂得养生之道，嗜好欲望没有穷尽，还有无尽的忧愁患难，以致于精气衰败，荣血枯涩，卫气作用消失，神气失去应有的作用，当然病就不会好。

黄帝说：凡病初起，是极为轻浅又极其单纯的，病邪必先侵及皮肤。现在的名医一看，都说是病已形成，而且是发展和预后都不好的逆证，针石不能治愈，再好的药物也是无法到达疾病所在的部位。现在的名医都懂得治疗方法，又能遵守治病的法度，与病人像亲戚兄弟一样亲近，每天都能听见病人声音的变化，见到病人五色的变化，病却治不好，为什么不早早地及时治疗呢？

岐伯说：病人是本，医生是标，二者必须相互配合。如果病人与医生不能很好地合作，标本不相得，病邪同样不能驱除，说的就是这种情况。

卷第五

脉要精微论篇第十七

本篇要点

1. 论述通过面色判断健康的标准，以及五脏精气内守的重要性。
2. 论述人体阴、阳偏盛在睡梦中的表现形式。
3. 论述各种疾病的形成、发展以及变化的原因。

原　文

夫精明五色者，气之华也。赤欲如白裹朱，不欲如赭；白欲如鹅羽，不欲如盐；青欲如苍璧之泽，不欲如蓝；黄欲如罗裹雄黄，不欲如黄土；黑欲如重漆色，不欲如地苍。五色精微象见矣，其寿不久也。夫精明者，所以视万物，别白黑，审短长，以长为短，以白为黑，如是则精衰矣。

五藏者，中之守也。中盛藏满，气盛伤恐者，声如从室中言，是中气之湿也。言而微，终日乃复言者，此夺气也。衣被不敛，言语善恶不避亲疏者，此神明之乱也。仓廪不藏者，是门户不要也，水泉不止者，是膀胱不藏也。得守者生，失守者死。

夫五藏者，身之强也。头者，精明之府，头倾视深，精神将夺矣。背者，胸中之府，背曲肩随，府将坏矣。腰者，肾之府，转摇不能，肾将惫矣。膝者，筋之府，屈伸不能，行则偻附，筋将惫矣。骨者，髓之府，不能久立，行则振掉，骨将惫矣。得强则生，失强则死。

译　文

人眼中的神气和面色，都是精气的外在表现。若是赤色就应像白绸裹着朱砂那样，含蓄透红而光泽，而不是像赭石那样暗淡红紫，没有光泽；若是白色就应像鹅毛那样白而光洁，不应像盐般白而晦暗；若是青色就应像碧玉般青而润泽，不应像蓝靛那样青而无光；若是黄色就应该像罗绢包裹雄黄，黄而明润，而不应像黄土般枯暗无华；若是黑色就应该像重漆般黑而明润，不应像木炭般枯暗如尘。假如五脏真色暴露在外，真气外脱，人的寿命也就不长了。人的眼睛，是用来观察万物、辨别黑白、审察长短的，如果长短不分、黑白颠倒，就证明精气已经衰败了。

五脏藏精气，为人体的内在基础。如果中气盛，脏气虚满，说话声音重浊，像从密室中发出的一样，这是中气被湿邪所困的表现。声音低微，很长时间才能断断续续说出一句话的，表明正气衰败。如果病人不知穿衣盖被，言语不分善恶，不分亲疏远近，显然是神明紊乱了。如果肠胃不能纳藏水谷，大便不禁，是肾虚不能约束门户所致。如果小便不禁，是膀胱不能闭藏津液所致。总之，如果五脏能够起到藏精守内的作用，病人就能康复；否则，病人就会死亡。

五脏是人体强健的基础，头是精气神明汇聚的地方，如果头部低垂，眼胞内陷无光，说明精神也将衰败了。背是胸中脏器心肺所在的地方，若背弯曲而肩下垂，说明心肺的精气将要败坏。腰是肾所在的地方，如果腰不能转动，说明肾气要衰竭了。膝是筋汇聚的地方，如果屈伸困难，走路曲背低头，说明筋气将要衰竭。骨是髓所汇聚的地方，如果不能久立，行走振颤摇摆，说明骨的精气要衰颓了。总之，五脏精气若能由弱转强，即使病了也能活下来，否则就会死亡。

原　文

是知阴盛则梦涉大水恐惧，阳盛则梦大火燔灼。阴阳俱盛则梦相杀毁伤。上盛则梦飞，下盛则梦堕，甚饱则梦予，甚饥则梦取。肝气盛则梦怒，肺气盛则梦哭。短虫多则梦聚众，长虫多则梦相击毁伤。

帝曰：病成而变何谓？

岐伯曰：风成为寒热，瘅成为消中，厥成为巅疾，久风为飧泄，脉风成为疠。病之变化，不可胜数。

帝曰：诸痈肿筋挛骨痛，此皆安生？

岐伯曰：此寒气之肿，八风之变也。

帝曰：治之奈何？

岐伯曰：此四时之病，以其胜治之愈也。

译　文

阴气偏盛，就会梦见自己渡大水而心中恐惧；阳气偏盛，会梦见自己被大火焚烧；阴阳都盛，会梦见自己与人互相残杀而死伤；上部阳气偏盛，会梦见自己向上飞行；下部阴气偏盛，会梦见自己向下坠落；吃得过饱的时候，就会梦见送食物给人，饥饿时就会梦见去取食物；肝气过盛，会梦到自己发怒；肺气过盛，会在梦中哭泣；腹中短寄生虫多，会梦见众人在聚集；腹中长寄生虫多，会梦见有人在互相殴斗并造成死伤。

黄帝问：疾病的形成及其发展变化又是怎样的呢？

岐伯答：因于风邪，可变为寒热病；因于热邪，可成为消中病；气逆上而不已，可成为癫痫病；风邪经久不愈，克及脾土，可成为飧泄病；风寒侵入脉里不去，可成为疠风病。疾病的发展变化，数不胜数。

黄帝问：各种痈肿、筋挛、骨痛，是怎样产生的呢？

岐伯答：都是寒气聚集和八风邪气侵犯人体后而引起的病变。

黄帝问：怎样进行治疗呢？

岐伯答：这是由于四时偏胜邪气引起的病变，运用五行相胜的法则来治疗就会痊愈。

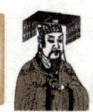 # 平人气象论篇第十八

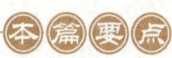 本篇要点

论述一个健康的人脉搏跳动的标准，以此来作为我们日常判断自己健康与否的手段之一。

原文

黄帝问曰：平人何如？

岐伯对曰：人一呼脉再动，一吸脉亦再动，呼吸定息脉五动，闰以太息，命曰平人。平人者，不病也。人一呼脉一动，一吸脉一动，曰少气。人一呼脉三动，一吸脉三动而躁，尺热曰病温，尺不热脉滑曰病风，脉涩曰痹。人一呼脉四动以上曰死，脉绝不至曰死，乍疏乍数曰死。平人之常气禀于胃，胃者平人之常气也。人无胃气曰逆，逆者死。

译文

黄帝问：无病之人的脉象是怎样呢？

岐伯答：无病之人呼气一次，脉搏跳动两次；吸气一次，脉搏也跳动两次；一呼一吸，脉搏偶尔会出现第五次跳动，这就是无病之人的脉象。所谓平人，就是健康的人。有病的人呼气一次脉搏跳动一次，吸气一次脉搏跳动

一次，表示正气已经衰少，叫做少气。呼气一次脉搏跳动三次，吸气一次脉搏跳动三次，而且躁动不安，尺肤发热，表示病人患了温热病；尺肤不发热，脉搏往来流利的，表示感受了风邪病；脉象涩滞不畅，表示患了痹证。呼气一次，脉跳动四次以上，是死证；脉搏跳动停止，不再出现，是死证；脉搏跳动忽快忽慢的，也是死证。正常人的脉息之气来源于胃，所以胃气就是正常人的脉气。人若没有胃气，是很危险的逆象，出现逆象就要死亡。

卷第六

玉机真藏论篇第十九

本篇要点

1. 论述五脏疾病传变的顺序。
2. 阐述风邪对人体的危害。
3. 介绍五实五虚的表现以及治疗的方法。

原 文

　　五藏受气于其所生，传之于其所胜，气舍于其所生，死于其所不胜。病之且死，必先传行，至其所不胜，病乃死。此言气之逆行也，故死。

　　肝受气于心，传之于脾，气舍于肾，至肺而死。心受气于脾，传之于肺，气舍于肝，至肾而死。脾受气于肺，传之于肾，气舍于心，至肝而死。肺受气于肾，传之于肝，气舍于脾，至心而死。肾受气于肝，传之于心，气舍于肺，至脾而死。

五藏相通，移皆有次。五藏有病，则各传其所胜，不治。法三月，若六月，若三日，若六日。传五藏而当死，是顺传所胜之次。

◆译 文◆

五脏所受的病气，来自它所生之脏，传给它所克之脏，留存在滋生自己之脏，死于自己所不胜之脏。病情发展到很严重的时候，一定是传到它所不胜之脏，病人才会死去。这就是病气的逆传，所以会死亡。

肝受病气于心，传行到脾，发病时留存在肾，等到传到肺的时候，人便死了。心受病气于脾，传行到肺，病气留存在肝，传行到肾的时候，病人就会死去。脾受病气于肺，传行到肾，病气留存于心，传行到肝时，病人死去。肺受病气于肾，传行到肝，病气留存于脾，待传行到心，病人死。肾受病气于肝，传行到心，病气留存于肺，传到脾脏的时候，病人便死了。

五脏相通，疾病的转移皆有一定的秩序。五脏一旦有病，就会传给各自所克的脏器，若不能及时治疗，多则六个月、三个月，少则六天、三天，只要病在五脏间传递，传遍五脏，就必然要死。

◆原 文◆

是故风者，百病之长也。今风寒客于人，使人毫毛毕直，皮肤闭而为热。当是之时，可汗而发也。或痹不仁肿痛，当是之时，可汤熨及火灸刺而去之。弗治，病入舍于肺，名曰肺痹，发咳上气。弗治，肺即传而行之肝，病名曰肝痹，一名曰厥，胁痛出食。当是之时，可按若刺耳。弗治，肝传之脾，病名曰脾风，发瘅，腹中热，烦心，出黄。当此之时，可按、可药、可浴。弗治，脾传之肾，病名曰疝瘕，少腹冤热而痛，出白，一名曰蛊。当此之时，可按、可药。弗治，肾传之心，病筋脉相引而急，病名曰瘛。当此之时，可灸、可药。弗治，满十日，法当死。肾因传之心，心即复反传而行之肺，发寒热，法当三岁死，此病之次也。

然其卒发者，不必治于传，或其传化有不以次，不以次入者，忧恐悲喜怒，令不得以其次，故令人有大病矣。因而喜大虚则肾气乘矣，怒则肝气乘

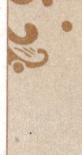

矣，悲则肺气乘矣，恐则脾气乘矣，忧则心气乘矣，此其道也。故病有五，五五二十五变及其传化。传，乘之名也。

译 文

风邪为外邪的先导，所以说它是百病之首。风寒侵入人体，会使人的毫毛都竖立起来，皮肤闭塞而内里发热，这时可用发汗法治疗。如果不及时治疗，风寒侵入经络，会发生麻痹不仁或肿痛等症状，此时可用热敷及火罐、艾灸、针刺等方法来治疗。如果不及时治疗，病气内传到肺，叫做肺痹，有咳嗽、呼吸急迫的症状。不及时治疗，进一步传行于肝，叫做肝痹或肝厥，有胁痛、呕吐的症状，这时可用按摩、针刺等方法治疗；治疗不及时，肝就把病气传到脾，叫做脾风，就会发生黄疸、腹中热、烦心、小便色黄等症状，此时可用按摩、药物或热汤沐浴等方法治疗；如果再不治疗，病气就会由脾传到肾，叫做疝瘕，出现少腹发热疼痛、小便色白而混浊的症状，又叫做蛊病，可用按摩或药物治疗；如果继续耽误病机，病由肾传心，就会发生筋脉牵引拘挛，叫做瘛病，这时可用灸法或药物治疗；如果还不进行治疗，十天以后，就会死亡。倘若病邪由肾传到心，心又反传到肺脏，就会发寒热，按理三年内就会死去。这是疾病传行变化的一般次序。

但假如是突然发病，就不必根据这个相传的次序施治。还有些病的传变不依这个次序，如忧、恐、悲、喜、怒情志之病，就不依照这个次序相传，所以常使人生大病。如过喜伤心，肾病就乘机传给心；大怒伤肝，肝气亢盛乘机传病给脾；过分悲伤，肺病乘机传给肝；惊恐伤肾，脾病乘机传给肾；愁忧伤肺，心病乘机传给肺。这些都是不按照一般次序传行的情况。所以虽然脏只有五个，病只有五种，一旦发生相互的传行转化，就有五五二十五变。所谓传化，就是相乘的名称。

原 文

帝曰：愿闻五实五虚。

岐伯曰：脉盛、皮热、腹胀、前后不通、闷瞀，此谓五实。脉细、皮寒、气少、泄利前后、饮食不入，此谓五虚。

帝曰：其时有生者何也？

岐伯曰：浆粥入胃，泄注止，则虚者活；身汗得后利，则实者活。此其候也。

译　文

黄帝说：你讲讲什么是五种实证和五种虚证吧！

岐伯说：脉来势盛、皮肤发热、脘腹胀满、大小便不通、心里烦乱视物不清，这合起来是五种实证。脉象极细、皮肤发冷、气短不促、大小便失禁、不思饮食，这合起来就称为五种虚证。

黄帝问：五实五虚也会有治愈的，这是什么原因呢？

岐伯答：如果病人能吃些粥浆，慢慢地恢复胃气，泄泻停止。那么，五虚之证的人也可痊愈。如果原来身热无汗，而后来得汗，原来二便不通的，而后来通利了，得五实之证的人也可以痊愈。这就是五实五虚能够治愈的机理。

卷第七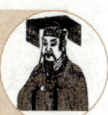

经脉别论篇第二十一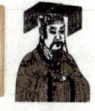

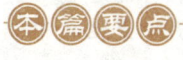

1. 论述环境变化、情志变动和体力劳逸等因素对人体经脉气血的影响。

2. 阐述了饮食在人体消化、吸收、输布的过程，依靠脾的运化和肺的输布得以营养全身。

原　文

黄帝问曰：人之居处、动静、勇怯，脉亦为之变乎？

岐伯对曰：凡人之惊恐恚劳动静，皆为变也。是以夜行则喘出于肾，淫气病肺。有所堕恐，喘出于肝，淫气害脾。有所惊恐，喘出于肺，淫气伤心。度水跌仆，喘出于肾与骨。当是之时，勇者气行则已，怯者则着而为疾也。

故饮食饱甚，汗出于胃。惊而夺精，汗出于心。持重远行，汗出于肾。疾走恐惧，汗出于肝。摇体劳苦，汗出于脾。故春秋冬夏，四时阴阳，生病起于过用，此为常也。

食气入胃，散精于肝，淫气于筋。食气入胃，浊气归心，淫精于脉。脉气流经，经气归于肺，肺朝百脉，输精于皮毛。毛脉合精，行气于府，府精神明，留于四藏。气归于权衡，权衡以平。

饮入于胃，游溢精气，上输于脾，脾气散精，上归于肺，通调水道，下输膀胱，水精四布，五经并行。合于四时、五藏、阴阳，揆度以为常也。

译　文

黄帝问：人所处的环境不同、劳逸程度不同、情志不同，经脉血气也要随之发生变化吗？

岐伯答：大凡人的惊恐、恚怒、劳累，或动或静，都会导致经脉血气发生变化。所以走夜路时，喘息出于肾脏，气过妄行，就会伤害到肺；堕坠带来的恐惧，喘息出于肝脏，气过妄行，会伤害脾；过分惊恐，喘息出于肺脏，气过妄行，会伤害心脏。渡水跌仆，喘息出于肾脏和骨。这样，身体强壮的，气能流畅，病会痊愈；身体衰弱的，气血留滞，就会生病。

所以，饮食过饱，必然汗出而伤胃；受惊而影响精神，会汗出伤及心脏。负重远行，汗出伤及肾脏。走得快并且害怕，汗出伤及肝脏。劳累过度，汗出伤及脾。所以春秋冬夏四时阴阳变化之中，生病的原因多是由于饮食过饱、劳累过度以及精神遭受过大的刺激等，这是发病的一般情况。

食物进入胃后，经过消化把一部分精微输散到肝脏，再由肝输送到全身筋络。食物进入胃之后，另一部分浓稠的精微注入到心，由心把它输送到血脉，精气流行在血脉里，到达肺，肺又将气血输送到全身所有的血脉中去，最后把精气输送到皮毛。当皮毛和血脉内外的精气进行交流会合后，又返还流归到血脉之中。血脉中的精气就这样循环流行不息，并周流到所有的脏腑，从而达到全身气血的平衡协调状态。

水液入胃之后，精气游溢分散，上行输送到脾，经过脾的布散转输，再上行输送到肺，肺气下降，通利水道，下行输入到膀胱。这样，气化水行，精气四处散布于周身，流行在五脏经脉里，内灌五脏经脉，并随着四时寒暑的变迁和五脏阴阳的规则，做出适当调节，这便是经脉的正常现象。

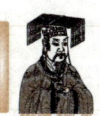

藏气法时论篇第二十二

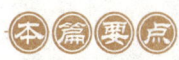

1. 根据天人相应的观点，从生理、病理、药食等方面阐述了五脏之气与四时、五行、五味之间的关系。

2. 论述了五脏病变进退演变的基本规律和具体日期，以及五味补泻、五脏虚实、五脏对各种食物的适宜所需等。

原　文

黄帝问曰：合人形以法四时五行而治，何如而从？何如而逆？得失之意，愿闻其事。

岐伯对曰：五行者，金木水火土也。更贵更贱，以知死生，以决成败，而定五藏之气、间甚之时、死生之期也。

帝曰：愿卒闻之。

岐伯曰：肝主春，足厥阴、少阳主治，其日甲乙。肝苦急，急食甘以缓之。心主夏，手少阴、太阳主治，其日丙丁。心苦缓，急食酸以收之。脾主长夏，足太阴、阳明主治，其日戊己。脾苦湿，急食苦以燥之。肺主秋，手太阴、阳明主治，其日庚辛。肺苦气上逆，急食苦以泄之。肾主冬，足少阴、太阳主治，其日壬癸。肾苦燥，急食辛以润之，开腠理，致津液，通气也。

译 文

黄帝问：结合人体五脏之气，按照四季五行的变化规律来治病，怎样算是遵从了这些规律？怎样算是违背了这些规律？遵从或违背它们又会有什么样意义？想要听听其中的道理。

岐伯答：金、木、水、火、土五行，有衰旺胜克的规律，根据这些规律就可以推求病人的死亡或康复以及分析治疗的成败，从而确定五脏之气的盛衰、疾病减轻或加重的时间以及死亡或康复的日期。

岐伯说：肝主春木之气，肝胆相表里，春天以足厥阴肝经和足少阳胆经为主治。甲乙属木，肝胆旺在甲乙日。肝性苦躁急，应以甘味来缓和。心主夏火之气，心与小肠相表里，夏天就是手少阴心经和手太阳小肠经主治的时间。丙丁属火，心的旺日为丙丁。心性苦涣散，应用酸味来收敛它。脾主长夏土之气，脾与胃为表里，长夏是足太阴脾经和足阳明胃经主治的时间。戊己属土，脾胃的旺日为戊己。脾恶湿，苦能燥湿，应食苦来燥湿。肺主秋金之气，与大肠相表里，秋天是手太阴肺经和手阳明大肠经主治的时间。庚辛属金，肺与大肠的旺日为庚辛。肺苦气机上逆，苦味能泄，应用苦味泄其气。肾主冬水之气，与膀胱为表里，冬天是足少阴肾经与足太阳膀胱经主治的时间。壬癸属水，肾与膀胱的旺日为壬癸。肾为水脏，喜润而恶燥，应用辛味药物来润养它。如此可以开发腠理，运行津液，宜通五脏之气。

原 文

病在肝，愈于夏，夏不愈，甚于秋，秋不死，持于冬，起于春。禁当风。肝病者，愈在丙丁；丙丁不愈，加于庚辛；庚辛不死，持于壬癸，起于甲乙。肝病者，平旦慧，下晡甚，夜半静。肝欲散，急食辛以散之，用辛补之，酸泻之。

病在心，愈在长夏，长夏不愈，甚于冬，冬不死，持于春，起于夏。禁温食热衣。心病者，愈在戊己；戊己不愈，加于壬癸；壬癸不死，持于甲乙，起于丙丁。心病者，日中慧，夜半甚，平旦静。心欲耎，急食咸以耎之，用咸补之，甘泻之。

病在脾，愈在秋，秋不愈，甚于春，春不死，持于夏，起于长夏。禁温食饱食，湿地濡衣。脾病者，愈在庚辛；庚辛不愈，加于甲乙；甲乙不死，持于丙丁，起于戊己。脾病者，日昳慧，日出甚，下晡静。脾欲缓，急食甘以缓之，用苦泻之，甘补之。

病在肺，愈于冬，冬不愈，甚于夏，夏不死，持于长夏，起于秋。禁寒饮食、寒衣。肺病者，愈在壬癸；壬癸不愈，加于丙丁；丙丁不死，持于戊己，起于庚辛。肺病者，下晡慧，日中甚，夜半静。肺欲收，急食酸以收之，用酸补之，辛泻之。

病在肾，愈在春，春不愈，甚于长夏，长夏不死，持于秋，起于冬，禁犯焠㶼热食，温炙衣。肾病者，愈在甲乙；甲乙不愈，甚于戊己；戊己不死，持于庚辛，起于壬癸。肾病者，夜半慧，四季甚，下晡静。肾欲坚，急食苦以坚之，用苦补之，咸泻之。

译　文

肝脏有病，当在夏天痊愈；如果夏天不见好，到秋天病情就会加重；秋天不死，到冬天病情就会稳定不变，到来年春天，病情就会好转。风气通于肝，肝病特别要注意避开风邪。得了肝病，会在丙丁日痊愈，若丙丁日不见好，到庚辛日病就加重，庚辛日如能不死，到了壬癸日病情就会稳定下来，到了甲乙日病情才能好转。有肝病的人，往往是早上精神清爽，傍晚病就加重，半夜才安静下来。肝木性喜条达而恶抑郁，所以肝病需要用辛味的药物来发散，如果需要补，也是用辛味药来补，若需要泻，就用酸味药来泻。

心脏有病，应当在长夏季节痊愈；如果长夏不见好，到了冬天病情就会加重；冬天能不死，到了来年春天病情会稳定不变，到了夏天病才会好转。心脏有病的人要注意忌温热食物，衣服也不能穿得太暖。患心病的人，应在戊己日痊愈，若戊己日没有痊愈，到了壬癸日病情会加重，如果壬癸日能不死，到了甲乙日就能稳定下来，到了丙丁日病情才能好转。心脏有病的人，往往在中午神志最为清爽，半夜时病会加重，早晨时又安静了。心病需要柔和安定，宜用咸味药来安定，需要补，就用咸味药来补，需要泻，就以甘味药泻。

脾脏有病，应在秋天痊愈，若秋天好不了，到了第二年春天病就会加重，如果在春天能不死，夏天病情就会稳定下来，到长夏病情好转。脾病忌吃温热性食物以及饮食过饱、居湿地、穿湿衣。脾有病的人，一般会在庚辛日痊愈，庚辛日不见好转，到了甲乙日会加重，甲乙日不死，到了丙丁日便呈相持状态，到戊己日好转。得了脾病的人，午后精神清爽，日出时病就加重，傍晚时便安静了。脾脏病需缓和，甘能缓中，应当用甘味的药食来缓和，需要泻则用苦味药，需要补就用甘味药。

肺有病，应该是在冬天痊愈，假如冬天没有好，到了来年夏天病就加重，如果夏天不死，长夏时病情会稳定，到了秋天好转。肺有病禁饮食寒冷、穿着单薄。肺有病的人，应该在壬癸日痊愈，如果在壬癸日不好，到丙丁日会加重，丙丁日不死，到戊己日病情会维持稳定不变状态，到了庚辛日病就好转。得肺病的人，傍晚精神清爽，中午时加重，半夜便安静了。肺病是需要收敛的，当用酸味药来收敛，需要补的，就用酸味药，需要泻的，用辛味药。

肾有病，应在春天痊愈，如果春天没有痊愈，到长夏病会加重，长夏若不死，到秋天病情会稳定，到冬天病即好转。肾病禁吃烤熟或者过热的食物、忌穿火烘烤过的衣服。得肾病的人，应在甲乙日痊愈，甲乙日不见好，到了戊己日病情会加重，戊己日不死，庚辛日病情会稳定，到了壬癸日才能好转。肾有病的人，半夜精神爽慧，在辰、戌、丑、未四个时辰病情加重，傍晚时安静下来。肾主闭藏，肾气要坚强，应用苦味药来坚固需要补，就用苦味药，如果要泻，就用咸味药。

原文

肝色青，宜食甘。粳米、牛肉、枣、葵皆甘。心色赤，宜食酸。小豆、犬肉、李、韭皆酸。肺色白，宜食苦。麦、羊肉、杏、薤皆苦。脾色黄，宜食咸。大豆、豕肉、栗、藿皆咸。肾色黑，宜食辛。黄黍、鸡肉、桃、葱皆辛。辛散，酸收，甘缓，苦坚，咸耎。

毒药攻邪，五谷为养，五果为助，五畜为益。五菜为充。气味合而服之，以补精益气。此五者，有辛、酸、甘、苦、咸，各有所利，或散、或收、或缓、或急、或坚、或耎。四时五藏，病随五味所宜也。

译文

　　肝合青色，宜吃甘味食物，粳米、牛肉、枣、葵菜这些东西都属于甘味。心合赤色，宜吃酸味食物，小豆、狗肉、李子、韭菜都属于味酸的食物。肺合白色，宜吃苦味食物，麦子、羊肉、杏子、薤白都属于味苦的食物。脾合黄色，宜吃咸味食物，大豆、猪肉、板栗、豆叶都属于味咸的食物。肾合黑色，宜吃辛味食物，黄米、鸡肉、桃子、大葱都属于味辛的食物。食物之中，味辛的有发散作用，味酸的有收敛作用，味甜的有缓和作用，味苦的有坚闭作用，味咸的有软坚作用。

　　药物是用来攻邪的，以五种谷物作为主要的营养，加上五种果物的辅助、五种畜肉的补益、五种蔬菜的充养，各种气味调和食用，就能补益精气。这五类食物包含了辛、酸、甘、苦、咸五味，各有利于某一脏的特性，或发散、或收敛、或缓和、或迅急、或坚闭、或软坚，运用时，必须结合四时五脏的具体情况来恰当地利用五味。

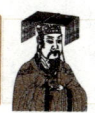

宣明五气篇第二十三

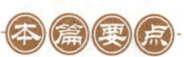

1. 以五脏为中心，运用五行学说，对人的日常生活、发病因素、脏腑功能、病情变化、饮食宜忌等分类归纳。

2. 论述了五脏与饮食五味、形体、精神、病因、病理、病症等方面的密切联系和基本规律。

原文

　　五味所入：酸入肝，辛入肺，苦入心，咸入肾，甘入脾，是谓五入。

　　五气所病：心为噫，肺为咳，肝为语，脾为吞，肾为欠、为嚏，胃为气逆、为哕、为恐，大肠、小肠为泄，下焦溢为水，膀胱不利为癃、不约为遗弱，胆为怒，是谓五病。

五精所并：精气并于心则喜，并于肺则悲，并于肝则忧，并于脾则畏，并于肾则恐。是谓五并，虚而相并者也。

五藏所恶：心恶热，肺恶寒，肝恶风，脾恶湿，肾恶燥。是谓五恶。

五藏化液：心为汗，肺为涕，肝为泪，脾为涎，肾为唾。是谓五液。

五味所禁：辛走气，气病无多食辛；咸走血，血病无多食咸；苦走骨，骨病无多食苦；甘走肉，肉病无多食甘；酸走筋，筋病无多食酸。是谓五禁，无令多食。

五病所发：阴病发于骨，阳病发于血，阴病发于肉，阳病发于冬，阴病发于夏。是谓五发。

五邪所乱：邪入于阳则狂，邪入于阴则痹，搏阳则为巅疾，搏阴则为瘖；阳入之阴则静，阴出之阳则怒。是谓五乱。

五藏所藏：心藏神，肺藏魄，肝藏魂，脾藏意，肾藏志。是谓五藏所藏。

五藏所主：心主脉，肺主皮，肝主筋，脾主肉，肾主骨。是为五主。

五劳所伤：久视伤血，久卧伤气，久坐伤肉，久立伤骨，久行伤筋。是谓五劳所伤。

译　文

五味饮食各有所入的脏器：酸味入肝，辛味入肺，苦味入心，咸味入肾，甜味入脾。这就是五味所入。

五脏气机失调各有它的症状：心气不舒经常嗳气；肺气不调为咳嗽；肝气不达话特别多；脾气不运为吞酸；肾气不调表现为爱打呵欠、打喷嚏；胃气不调表现为气向上逆、呃逆不止、有恐惧感；大肠、小肠气失调则泄泻；下焦水液泛滥溢于皮肤会发生水肿；膀胱气不通利则小便不通，不能约束则小便自遗；胆气失调经常发怒。这就是脏腑气机失调的发病情况。

五脏精气聚于一脏也会发生病变：聚于心脏就会常常嘻笑，聚于肺脏容易悲伤，聚于肝脏时常忧虑，聚于脾脏会胆怯畏惧，聚于肾脏容易惊恐。这些病变，统称为"五并"，五脏的精气聚于某脏，是由于该脏精气虚弱导致的。

五脏各有憎恶的情况：心脏怕热，肺脏怕寒，肝脏怕风，脾脏怕湿，肾脏怕燥。这就是所谓的"五恶"。

五脏各有所化生液体：心脏所化为汗水，肺脏所化为鼻涕，肝脏所化为泪水，脾脏所化为涎液，肾脏所化为唾液。这些统称为"五液"。

五味各有禁忌：辛味走气，病在气者不宜多食辛；咸味走血，有血病时不宜多食咸味的东西；苦味走骨，骨骼有病时不宜多食苦；甘走肌肉，肌肉有病时不宜多食味甘之物；酸味走筋，筋脉有病时不宜多食酸。这些统称为"五禁"，在疾病期间不宜多吃与之相禁忌的食物。

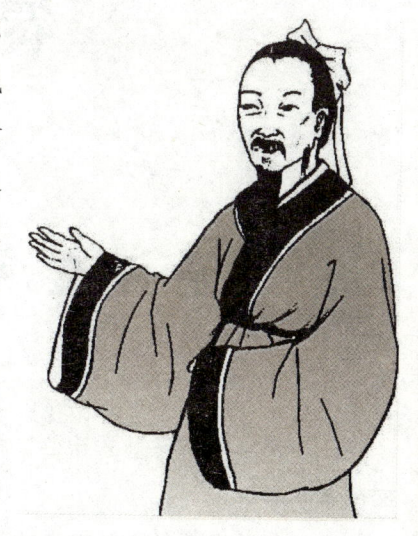

五种病的发生各有其部位和季节：阴病发生在骨，阳病发生在血，阴病发生于肌肉，阳病发生在冬季，阴病发生在夏季。这就是所谓的"五发"。

五脏受邪气所发生逆乱的情况是：邪入于阳分，阳偏胜，发为狂病；邪入于阴分，阴偏胜，发为痹病；邪搏于阳则阳气受伤，发为头部的疾病；邪搏于阴则阴气受伤，发为音哑；邪由阳入阴，病人就很静；邪由阴出于阳，病人就容易发怒。这就是所谓的"五乱"。

五脏各有所藏：心脏藏神，肺脏藏魄，肝脏藏魂，脾脏藏意，肾脏藏志。这就是五脏所藏。

五脏各有主宰的对象：心脏主血脉，肺主皮毛，肝主筋，脾主肉，肾主骨髓。这就是所谓的"五主"。

五种过度疲劳各有所伤：过度用眼劳心而伤血，长久卧睡劳肺而伤气，长久坐着劳脾而伤肉，长时间站立劳肾而伤骨，长时间行走劳肝而伤筋。这就是所谓的"五劳所伤"。

卷第八

通评虚实论篇第二十八

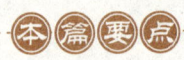

1. 本篇以"虚实"为中心，说明"邪气盛则实、精气夺则虚"是疾病虚实的基本病机。
2. 分析消渴、黄疸等疾病的总体病因。

原文

黄帝问曰：何谓虚实？岐伯对曰：邪气盛则实，精气夺则虚。

帝曰：虚实何如？岐伯曰：气虚者，肺虚也。气逆者，足寒也。非其时则生，当其时则死。余藏皆如此。

帝曰：何谓从则生，逆则死？岐伯曰：所谓从者，手足温也。所谓逆者，手足寒也。

帝曰：乳子而病热，脉悬小者何如？岐伯曰：手足温则生，寒则死。

帝曰：肠澼便血何如？岐伯曰：身热则死，寒则生。

凡治消瘅、仆击、偏枯、痿厥、气满发逆，肥贵人，则高梁之疾也。隔塞闭绝，上下不通，则暴忧之病也。暴厥而聋，偏塞闭不通，内气暴薄也。不从内外中风之病，故瘦留著也。蹠跛，寒风湿之病也。

黄帝曰：黄疸、暴痛、癫疾、厥狂，久逆之所生也。五藏不平，六腑闭塞之所生也。头痛耳鸣，九窍不利，肠胃之所生也。

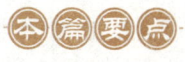

黄帝问：什么叫做虚实证？岐伯答：这是邪气和正气相比较而言的，邪气盛，就是实证，精气不足，就是虚证。

黄帝问：虚实变化的情况是怎样的呢？岐伯答：以肺脏为例，肺主气，气虚的属于肺虚；气逆的，上实下虚，双脚必然会寒冷。肺虚不在相克的时令就好治，若遇相克的时令，病人就有死亡的危险。其他各脏的虚实也都是这样的。

黄帝问：什么叫做顺证就有生机，逆证就要死亡？岐伯答：所谓顺证，就是手足温暖；所谓逆证，就是手足寒冷。

黄帝问：妇女在哺乳期身患热病，脉象弦急细小，将会怎样？岐伯说：手足温暖的，就有生机。手足寒冷的，就要死亡。

黄帝问：痢疾便血，将会怎样呢？岐伯答：身体发热的，会有死亡的危险；身寒不发热的，就有生机。

凡诊治消渴、突然跌倒、半身不遂、痿证、厥证气逆、中满等病，如果是身体肥胖的人，那是吃太多大鱼大肉所造成的。如果出现膈噎气闭不行、上下不通的症状，那是暴怒或忧虑所引起的。突然厥逆，不知人事、耳聋、大小便不通，都是内在情志骤然激荡所致。有的病，不是从内生起，而是因为外中风寒留滞，久而化热，肌肉消瘦，极为明显。有的人行走偏跛，是由于风寒湿侵袭所致。

黄帝说：黄疸、急性剧痛、癫痫、厥证、狂乱等症，是由于经脉之气久逆而形成的；五脏不和，是由于六腑闭塞所形成的。头痛、耳鸣、九窍不通畅，是肠胃病变引起的。

太阴阳明论篇第二十九

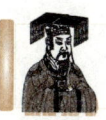

本篇要点

1. 综述足太阴脾经与足阳明胃经的生理功能、病理变化特点，以及相互之间的关系。

2. 论述了太阴、阳明表里两经在阴阳异位、虚实逆从等方面的不同变化。

3. 论述了三阴三阳六经及其所属脏腑的发病规律，指出五脏六腑得病的不同原因。

原　文

黄帝问曰：太阴阳明为表里，脾胃脉也。生病而异者，何也？

岐伯对曰：阴阳异位，更虚更实，更逆更从，或从内，或从外，所从不同，故病异名也。

帝曰：愿闻其异状也。

岐伯曰：阳者，天气也，主外；阴者，地气也，主内。故阳道实，阴道虚。故犯贼风虚邪者，阳受之；食饮不节，起居不时者，阴受之。阳受之，则入六腑；阴受之，则入五藏。入六腑，则身热，不时卧，上为喘呼；入五藏，则䐜满闭塞，下为飧泄，久为肠澼。故喉主天气，咽主地气。故阳受风气，阴受湿气。故阴气从足上行至头，而下行循臂至指端；阳气从手上行至头，而下行至足。故曰：阳病者，上行极而下，阴病者，下行极而上。故伤于风者，上先受之；伤于湿者，下先受之。

译　文

黄帝问：太阴、阳明两经互为表里，是脾胃所属的经脉，而所生的疾病却不相同，这是什么道理呢？

岐伯答：太阴属阴经，阳明属阳经，两经循行的部位不同，春夏秋冬四时的虚实顺逆变化也各不相同。病或从内生，或从外入，发病原因也有差异，所以病症也就不同。

黄帝说：我想了解它不同的情形。

岐伯说：人身的阳气，相当于天气，是人体的外卫；阴分，相当于地气，是人体的内护。所以阳气性刚多实，阴分性柔易虚。因此，贼风虚邪伤人，阳气首当其冲；饮食起居不节，内在阴分先受损伤。阳气受邪，会传入六腑；阴分受病，累及五脏。邪入六腑，就会发烧，不得安眠，气喘逆息；病在五脏，就会胀满发闷，大便泄泻，日久产生痢疾。所以，管呼吸的喉主天气，管纳食的咽主地气。因此阳经易受风邪所伤，阴经易感湿邪所伤。三阴经脉，由足部上行到达头，由向下循臂到达指端。三阳经脉，由手上行到头，由头而下行到足部。所以，阳经的病邪先上行到达极点再向下行，阴经的病邪先向下行到达极点再向上行。因此，外感风邪，上部先受伤；伤于湿邪的，下部先受伤。

原　文

帝曰：脾病而四支不用，何也？

岐伯曰：四支皆禀气于胃，而不得至经，必因于脾，乃得禀也。今脾病不能为胃行其津液，四支不得禀水谷气，气日以衰，脉道不利，筋骨肌肉皆无气以生，故不用焉。

帝曰：脾不主时，何也？

岐伯曰：脾者土也，治中央，常以四时长四藏，各十八日寄治，不得独主于时也。脾藏者，常著胃土之精也。土者，生万物而法天地，故上下至头足，不得主时也。

帝曰：脾与胃以膜相连耳，而能为之行其津液，何也？

岐伯曰：足太阴者，三阴也，其脉贯胃，属脾，络嗌，故太阴为之行气于三阴。阳明者，表也，五藏六腑之海也，亦为之行气于三阳。藏腑各因其经而受气于阳明，故为胃行其津液。四支不得禀水谷气，日以益衰，阴道不利，筋骨肌肉无气以生，故不用焉。

译　文

黄帝问：脾有病，四肢便不能正常活动，这是什么原因？

岐伯答：四肢都禀受胃中水谷精气的濡养，但胃中的水谷精气不能直接到达四肢，必须依赖脾的运化，四肢才能得到的濡养。如今脾有病，不能把胃的津液输送出去，四肢得不到水谷精气的滋养，就会逐渐衰弱，血脉无法滑利通畅，筋骨肌肉也因为得不到滋养无法充实。这样一来，四肢便失去它的正常功用了。

黄帝问：脾脏不主旺某一个季节这是什么原因？

岐伯答：脾属于土，位居中央，四季中随时都要旺盛，从而滋养其他四脏。所以它在四季的末尾各借十八天，作为自己旺盛的时间而不单独主旺某一个季节。脾脏的功用，是贮藏胃土水谷之精。土生养万物而遵循天地规律，所以脾能把水谷精气输送到身体各部分，从上到下，从头到足，无处不到，也就不能只旺盛在某一个季节。

黄帝问：脾胃之间仅连着一层膜，脾却能替胃输送水谷精气，为什么呢？

岐伯答：足太阴脾经，属于三阴经脉，贯通于胃，连属于脾，环绕着咽喉，所以太阴经脉能够运送阳明之气入于手足三阴经；足阳明胃经，为足太阴脾经之表，是五脏六腑的营养源泉，所以胃经也能运送太阴之气入于手足三阳经。五脏六腑都通过脾经接受来自胃中的水谷精气，所以说脾能替胃输送水谷精气。如果脾脏不给胃输送津液，胃中的水谷精气就不能到达四肢，气血日益衰弱，渐渐的输送经脉也不通畅了，缺乏滋养的筋骨肌肉，渐渐也就失去了正常功能。

阳明脉解篇第三十

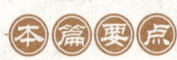

通过论述阳明经脉发病时的各种症状，说明阳明经脉病变实证、热证较多。

原　文

黄帝问曰：足阳明之脉病，恶人与火，闻木音则惕然而惊，钟鼓不为动，闻木音而惊何也？愿闻其故。岐伯对曰：阳明者，胃脉也，胃者，土也，故闻木音而惊者，土恶木也。

帝曰：善。其恶火何也？岐伯曰：阳明主肉，其脉血气盛，邪客之则热，热甚则恶火。

帝曰：其恶人何也？岐伯曰：阳明厥则喘而惋，惋则恶人。

帝曰：或喘而死者，或喘而生者，何也？岐伯曰：厥逆连藏则死，连经则生。

帝曰：善。病甚则弃衣而走，登高而歌，或至不食数日，踰垣上屋，所上之处，皆非其素所能也，病反能者何也？岐伯曰：四支者，诸阳之本也。阳盛则四支实，实则能登高也。

帝曰：其弃衣而走者何也？岐伯曰：热盛于身，故弃衣欲走也。

帝曰：其妄言骂詈，不避亲疏而歌者，何也？岐伯曰：阳盛则使人妄言骂詈，不避亲疏而不欲食，不欲食，故妄走也。

译　文

黄帝问：足阳明的经脉发生病变时，厌恶见人与火，听到木器响动的声音就惊恐，但听到钟鼓的声音却没有反应。为何听到木音就害怕？我希望听听其中的道理。岐伯答：足阳明是胃的经脉，胃属土。听到木音而惊恐，那是土木相克的原因。

黄帝说：您说得好！那么他厌恶见火又是什么原因呢？岐伯答：足阳明经主一身之肌肉，经脉多血多气，外邪侵袭就会发热，发热厉害就会厌恶看到火光。

黄帝问：阳明经发病，厌恶见人又是什么原因呢？岐伯答：足阳明经气上逆，就会呼吸喘促，心中郁闷，所以厌恶见人。

黄帝问：有的气喘会致死亡，有的气喘却还能活着，这是为什么呢？岐伯说：如果经气上逆影响到五脏，就会死亡；如果只影响到经脉，就能活着。

黄帝说：讲得好。有患者在病重时，脱掉衣服乱跑乱跳，登上高处狂叫唱歌，或者几天不吃饭，跳墙上屋。他所上到的地方，全不是他平常能做到的，有了病反能做到，这是为什么呢？岐伯说：四肢是所有阳气的根本，阳气盛则四肢充实，四肢充实，所以能够登高。

黄帝问：患者脱掉衣服乱跑，又是什么原因？岐伯答：身上热得太厉害，所以脱掉衣服到处乱跑。

黄帝问：那胡言乱语骂人，全然不避亲疏，有时又纵情唱歌，这是什么原因？岐伯答：阳气偏盛，扰动心神，使人神志昏乱，所以会胡言乱语，不避亲疏，并且不想吃东西，不想吃东西，便到处乱跑。

卷第九

热论篇第三十一

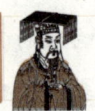

本篇要点

系统地论述了热病的病因、症状、传变规律、预后、禁忌、治疗等一系列问题。

原文

黄帝问曰：今夫热病者，皆伤寒之类也，或愈或死，其死皆以六七日之间，其愈皆以十日以上者，何也？不知其解，愿闻其故。

岐伯对曰：巨阳者，诸阳之属也。其脉连于风府，故为诸阳主气也。人之伤于寒也，则为病热，热虽甚不死，其两感于寒而病者，必不免于死。

帝曰：愿闻其状。

岐伯曰：伤寒一日，巨阳受之，故头项痛，腰脊强。二日，阳明受之，阳明主肉，其脉侠鼻络于目，故身热目疼而鼻干，不得卧也。三日，少阳受之，少阳主胆，其脉循胁络于耳，故胸胁痛而耳聋。三阳经络皆受其病，而未入于藏者，故可汗而已。四日，太阴受之，太阴脉布胃中，络于嗌，故腹满而嗌干。五日，少阴受之，少阴脉贯肾络于肺，系舌本，故口燥舌干而渴。六日，厥阴受之，厥阴脉循阴器而络于肝，故烦满而囊缩。三阴三阳，五藏六腑皆受病，荣卫不行，五藏不通，则死矣。其不两感于寒者，七日，巨阳病衰，头痛少愈。八日，阳明病衰，身热少愈。九日，少阳病衰，耳聋微闻。十日，太阴病衰，腹减如故，则思饮食。十一日，少阴病衰，渴止不满，舌干已而嚏。十二日，厥阴病衰，囊纵，少腹微下，大气皆去，病日已矣。

译 文

黄帝问：现在所说的热病，都是伤寒一类。有的能痊愈，有的却病死了。而且病死的多在发病后的六七天之间，痊愈的却要到十天以上。这是什么原因？我不能理解。希望听一下其中的道理。

岐伯答：足太阳经是诸阳会合的地方，它的经脉与风府穴相连，能统领全身的阳气。人被寒邪所伤，就会发热，即使热得很厉害，也不会有死亡的危险；但假如阳经、阴经同时感受了寒邪，那就有生命危险了。

黄帝说：想听听伤寒发病的具体症状。

岐伯说：伤寒第一天，是太阳经受到了寒邪，所以头项疼痛，腰部脊柱强直不舒。第二天，病邪传到了阳明经，阳明经主肌肉，经脉挟鼻络于目，所以会有身热、眼睛疼、鼻干、不能安然入睡这样一些状况发生。第三天，病邪传到少阳经，少阳主胆，经脉循行于两胁，连络于双耳，所以会出现胸胁痛、耳聋。这个时候虽然三阳经都已受病，但还没有传到脏腑，可以通过发汗来治疗。第四天，病邪传到太阴经，太阴经脉分布于胃，连络于咽，所以会感到腹中胀满、咽干。第五天，病邪传到少阴经，少阴经脉通肾，连络肺，连接于舌根，所以有口干舌燥、口渴的感觉。第六天，病邪传入厥阴经，厥阴经脉环绕阴器，连络于肝，所以会有烦闷、阴囊抽缩这样的症状。这时，如果三阴三阳经、五脏六腑都受了病邪，荣卫不通行，腑脏不畅达，人就要死了。如果不是两经同时感受寒邪，到第七天，太阳经的病气就会衰退，头痛也会稍好些。第八天，阳明经的病气会减轻，身热也会稍微消退。第九天，少阳经的病气减轻，耳聋好转，能听到一点声音。到了第十天，太阴经的病

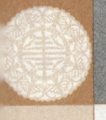

气会减轻，胀起的腹部会消退得和往常一样，也就开始有食欲。到了第十一天，少阴经的病气减轻，不再口干舌燥，还会打喷嚏。到了第十二天，厥阴经的病气减轻，阴囊松缓，小腹部也觉得舒服，邪气全退，病便好了。

原 文

帝曰：治之奈何？

岐伯曰：治之各通其藏脉，病日衰已矣。其未满三日者，可汗而已；其满三日者，可泄而已。

帝曰：热病可愈，时有所遗者，何也？

岐伯曰：诸遗者，热甚而强食之，故有所遗也。若此者，皆病已衰，而热有所藏，因其谷气相薄，两热相合，故有所遗也。

帝曰：善。治遗奈何？

岐伯曰：视其虚实，调其逆从，可使必已矣。

帝曰：病热当何禁之？

岐伯曰：病热少愈，食肉则复，多食则遗，此其禁也。

帝曰：其病两感于寒者，其脉应与其病形何如？

岐伯曰：两感于寒者，病一日则巨阳与少阴俱病，则头痛口干而烦满；二日则阳明与太阴俱病，则腹满身热，不欲食谵言，三日则少阳与厥阴俱病，则耳聋囊缩而厥。水浆不入，不知人，六日死。

帝曰：五藏已伤，六腑不通，荣卫不行，如是之后，三日乃死，何也？

岐伯曰：阳明者，十二经脉之长也，其血气盛，故不知人，三日其气乃尽，故死矣。

凡病伤寒而成温者，先夏至日者为病温，后夏至日者为病暑。暑当与汗皆出，勿止。

译 文

黄帝问：怎样进行治疗呢？

岐伯答：治疗要根据疾病所在何经何脏而分别治疗，病便会日渐衰退直到痊愈。一般来说，发病未满三天的，采用发汗的方法就可痊愈；发病已满三天的，就可采用泻下法。

黄帝问：热病已经好了，有时却有余热稽留不尽，这是什么原因？

岐伯答：一般余热稽留不退，都是因为发热重时勉强吃东西造成的。像这种病人，病虽已经日渐衰退，但是蕴藏在体内的邪热还没有清除，勉强饮食，谷气不能消化而生热，与余邪相结合，便有了余热不清的现象。

黄帝问：您讲得好。那么怎样治疗余热未清之症呢？

岐伯答：只要根据病的虚实情况、宜补宜泻，给以适当的治疗，病一定可以痊愈。

黄帝问：患热病有什么禁忌呢？

岐伯答：得热病，如果稍好些就吃肉类的东西，就会复发；饮食过量，常有余热不尽的遗留症状。这就是热病的禁忌。

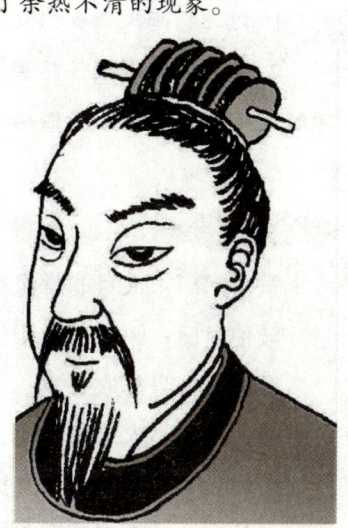

黄帝问：表里两经同时受寒的病人，脉象和症状是怎样的呢？

岐伯答：这种病人，第一天，太阳和少阴二经都染上了病，就有头痛、口干、烦闷的症状；第二天，阳明与太阴二经发病，出现腹满、发烧、不想吃东西、语无伦次的症状；第三天，少阳与厥阴二经同时染病，出现耳聋、阴囊抽缩、厥逆的症状。如果再发展到水浆不入、神智昏迷的情况，到第六天人就会不治身亡。

黄帝问：五脏已经受伤，六腑也不通畅，营气卫气不能运行，病情已经如此严重，却还要三天之后才会死亡，这是为什么？

岐伯说：阳明经是十二经的营养源泉，气血充盛，所以，尽管病人已经神志昏迷，不知人事，还需要三天，阳明经的气血才会耗尽，所以就死亡了。

凡是寒邪侵体变成温病的，在夏至以前叫温病，夏至以后叫暑病，暑病应当发汗，使暑邪从汗散泄，千万不可止汗。

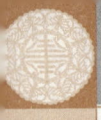

逆调论篇第三十四

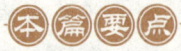

1. 讨论阴阳失调而引起的各种寒热病,以及各种寒热病的症状和病理。

2. 提醒人们必须保持阴阳平衡,才能保证体内气血、脏气、经气的调和,才能健康而不至于逆乱生病。

原　文

黄帝问曰:人身非常温也,非常热也,为之热而烦满者,何也?

岐伯对曰:阴气少而阳气胜也,故热而烦满也。

帝曰:人身非衣寒也,中非有寒气也,寒从中生者何?

岐伯曰:是人多痹气也,阳气少阴气多,故身寒如从水中出。

帝曰:人有四支热,逢风寒如炙如火者,何也?

岐伯曰:是人者,阴气虚,阳气盛,四支者,阳也。两阳相得,而阴气虚少,少水不能灭盛火,而阳独治。独治者,不能生长也,独胜而止耳。逢风而如炙如火者,是人当肉烁也。

帝曰:人有身寒,汤火不能热,厚衣不能温,然不冻栗,是为何病?

岐伯曰:是人者,素肾气胜,以水为事,太阳气衰,肾脂枯不长,一水不能胜两火。肾者,水也,而生于骨,肾不生,则髓不能满,故寒甚至骨也。所以不能冻栗者,肝一阳也,心二阳也,肾孤藏也,一水不能胜二火,故不能冻栗,病名曰骨痹,是人当挛节也。

译　文

黄帝问:有的人身体并没有感受一般的温邪或热邪,却表现为发热而烦闷,这是什么原因呢?

岐伯答:这是由于人体阴气虚衰,阳气偏胜,所以出现发热、烦闷。

黄帝问：人体没有因为衣服穿的单薄而感受外寒，但却从内部生寒，这是什么原因呢？

岐伯答：这种人多是由于阳气虚少，阴气偏盛，所以身体寒冷，好像从冷水中出来一样。

黄帝问：有的人四肢发热，遇到风寒，热得更加厉害，就像火烤火烧一样，这是什么原因？

岐伯答：这种人素来阴虚，阳气偏盛。人的四肢属阳，风邪也属阳，两阳相并，使得阴气更加虚少，阴虚不能制伏阳亢，造成阳气单独亢盛在四肢的局面。阳气独旺，阴精也就不能生长，因为阳气独胜而遏制了它的生机。所以四肢发热，一遇到风寒，热得就像火烤火烧一样的，这样的病人逐渐会出现肌肉消瘦的状况。

黄帝问：有的人身体寒冷，即使用热水洗浴、火来烘烤也不觉得热，穿的衣服再多也不感觉到温暖，却并没有寒颤发抖，这是什么病？

岐伯答：这种人素来肾气偏盛，又长期接触水湿环境，使太阳经气虚衰，导致肾的脂膏衰减不能生长。肾是水脏，主骨生髓，肾气不实，骨髓就不充满，所以便会觉得随时都彻骨的寒冷。而之所以不寒颤发抖，是因为肝是一阳相火，心是二阳君火，肾是孤脏，一个肾脏的阴，显然胜不过心肝二阳，所以就不会寒战发抖。这种病的名称叫骨痹，病人会出现骨节拘挛。

原　文

帝曰：人之肉苛者，虽近衣絮，犹尚苛也，是谓何疾？

岐伯曰：荣气虚，卫气实也，荣气虚则不仁，卫气虚则不用，荣卫俱虚，则不仁且不用，肉如故也。人身与志不相有，曰死。

帝曰：人有逆气，不得卧而息有音者，有不得卧而息无音者，有起居如故而息有音者，有得卧，行而喘者，有不得卧，不能行而喘者，有不得卧，卧而喘者，皆何藏使然？愿闻其故。

岐伯曰：不得卧而息有音者，是阳明之逆也，足三阳者下行，今逆而上行，故息有音也。阳明者，胃脉也，胃者，六腑之海，其气亦下行。阳明逆，不得从其道，故不得卧也。《下经》曰：胃不和，则卧不安，此之谓也。夫起居如故而息有音者，此肺之络脉逆也，络脉不得随经上下，故留经而不行，络脉之病人也微，故起居如故而息有音也。夫不得卧，卧则喘者，是水气之客也。夫水者，循津液而流也，肾者，水藏，主津液，主卧与喘也。

译　文

黄帝问：有的人肌肉麻木，即使是穿上棉衣、盖上棉絮，仍然麻木不减，这是什么病呢？

岐伯答：荣气虚弱，卫气充实，便会使皮肉麻木；卫气虚弱，肢体就不能举动；荣卫都虚，便会既麻木又不能举动，皮肉更加麻木沉重。像这种情况，尽管肌肉不见瘦削，与原来一样，但若人的形体与内藏的神志不能相互为用，就要死亡。

黄帝问：逆气患者，有不能卧下而呼吸有声的，有不能卧下而呼吸没声的，有起居如常而呼吸有声的，有能卧下而一旦行动就气喘的，有不能卧下、不能行动而气喘的，有不能卧下，一旦卧下就气喘的。所有这些情况，是哪个脏器的病所导致的呢？我希望能了解其中的原因。

岐伯答：不能卧下而呼吸有声的，是阳明经脉之气上逆；足三阳经脉之气本来是下行的，逆而上行，呼吸不畅就有声了。阳明是胃脉，胃是六腑之海，胃气也是下行的，如果阳明气逆，胃气就不能再从它原来的通道下行，就不能平卧了。《下经》里说的"胃不和，则卧不安"，就是这个意思。起居如常而呼吸有声，是肺的络脉不顺，络脉之气不能随经脉之气上下，留在经脉而不行于络脉，但络脉的病比较轻，所以起居如常，只是呼吸有声而已。不能卧下，卧下去就喘的，是水气犯肺，水气是循着津液的道路而运行的，肾是水脏，主司津液，主纳气，如果肾的功能出现障碍，水液内停，逆行向上侵犯肺脏，就会气喘而不能平卧。

卷第十

疟论篇第三十五

本篇要点

1. 对疟疾的发病原因、病机病理、表现症状、发作形式做详细论述。
2. 指出疟疾与风病之间的异同。
3. 论述寒疟、温疟、瘅疟各自的特点及发病机理。

原文

黄帝问曰：夫痎疟皆生于风，其蓄作有时者，何也？

岐伯对曰：疟之始发也，先起于毫毛，伸欠乃作，寒栗鼓颔，腰脊俱痛，寒去则内外皆热，头疼如破，渴欲冷饮。

帝曰：何气使然？愿闻其道。

岐伯曰：阴阳上下交争，虚实更作，阴阳相移也。阳并于阴，则阴实而阳虚，阳明虚则寒栗鼓颔也；巨阳虚，则腰背头项痛；三阳俱虚，则阴气胜，阴气胜则骨寒而痛；寒生于内，故中外皆寒；阳盛则外热，阴虚则内热，外内皆热则喘而渴，故欲冷饮也。

此皆得之夏伤于暑，热气盛，藏于皮肤之内，肠胃之外，皆荣气之所舍也。此令人汗空疏，腠理开，因得秋气，汗出遇风，及得之以浴，水气舍于皮肤之内，与卫气并居。卫气者，昼日行于阳，夜行于阴，此气得阳而外出，得阴而内薄，内外相薄，是以日作。

译 文

黄帝问：疟疾一般都是感受风邪所致，为什么它的发作和间歇都有一定的时间规律呢？

岐伯答：疟疾刚开始发作的时候，先是毫毛竖起，接着身体精神疲倦，伸懒腰、打呵欠，继而全身寒冷打颤，下颌鼓动，腰脊疼痛，等寒冷过去，就会全身内外都发热，头痛欲裂，口渴想喝冷水。

黄帝问：什么邪气使得病情如此呢？请讲讲其中的道理。

岐伯答：这是阴阳上下相争、虚实更替相胜、阴阳偏胜偏衰相互移易所造成的。阳气并入于阴分，使阴气实而阳气虚。阳明经气虚，就会寒冷发抖乃至两颌鼓动；太阳经气虚，就会腰背、头项疼痛；三阳经气都虚，阴气更胜，骨节寒冷而疼痛，寒从内生，所以内外都觉寒冷。阳主外，阳盛就发生外热；阴主内，阴虚就发生内热，外内都发热，就气喘口渴，所以喜欢冷水。

这都是由于夏天伤于暑气，邪热气盛，留藏在皮肤之内，肠胃之外，也就是荣气居留之所。暑热内伏，使人汗孔疏松，腠理开泄，一遇秋天的肃杀之气，汗出而感受风邪，或者由于洗澡时感受水气，风邪水气停留于皮肤之内，与卫气相合并，疟疾就会发作。而卫气白天行于阳分，夜里行于阴分，同样的，这邪气循并于阳就向外发散，行于阴就向内里侵袭，阴阳内外相搏，所以每天都要发作一次。

原 文

帝曰：其间日而作者，何也？

岐伯曰：其气之舍深，内薄于阴，阳气独发，阴邪内著，阴与阳争不得出，是以间日而作也。

帝曰：善。其作日晏与其日早者，何气使然？

岐伯曰：邪气客于风府，循膂而下，卫气一日一夜大会于风府，其明日日下一节，故其作也晏。此先客于脊背也，每至于风府，则腠理开，腠理开，则邪气入，邪气入则病作，以此日作稍益晏也。其出于风府，日下一节，二十五日下至骶骨，二十六日入于脊内，注于伏膂之脉，其气上行，九日出于缺盆之中，其气日高，故作日益早也。其间日发者，由邪气内薄于五藏，横连募原也。其道远，其气深，其行迟，不能与卫气俱行，不得皆出，故间日乃作也。

译 文

黄帝问：疟疾也有隔日发作的，这是为什么呢？

岐伯答：因为邪气所在的地方较深，已经迫近阴分，致使阳气独行于外，而阴邪留存在内，阴阳相争，邪气得不到发散，所以隔一天才发作一次。

黄帝说：讲得好！那疟疾发作，有一天比一天推迟的，也有一天比一天提前的，这是什么原因呢？

岐伯说：邪气从风府侵入后，沿着脊骨逐节下犯，而卫气每一昼夜在风府大会一次，邪气却每天向下移行一节，这样，卫气与邪气的交会一天比一天晚，疟疾的发作一天比一天推迟，这种情况只有邪气先侵犯脊骨才会出现。每当卫气运行到风府，腠理就开泄，易遭邪气侵犯，邪气侵犯疟疾就发作，这就是疟疾发作推迟的原因。邪气侵入风府，每天下移一节，经过二十五天就可以抵达骶骨，二十六天又侵入脊内，注于太冲脉，然后沿太冲脉上行，九天后到达任脉天突穴。因为邪气逐日上行，发作的时间就一天比一天提前。至于隔日发作的，是由于邪气内迫于五脏，横连于脐下。它的距离较远，邪气侵犯较深，移动较慢，不能与卫气一起外出阳分，所以隔天发作。

原 文

帝曰：夫子言卫气每至于风府，腠理乃发，发则邪气入，入则病作，今卫气日下一节，其气之发也，不当风府，其日作者奈何？

岐伯曰：此邪气客于头项，循膂而下者也。故虚实不同，邪中异所，则不得当其风府也。故邪中于头项者，气至头项而病；中于背者，气至背而病；中于腰脊者，气至腰脊而病；中于手足者，气至手足而病。卫气之所在，与邪气相合，则病作。故风无常府，卫气之所发，必开其腠理，邪气之所合，则其府也。

帝曰：善。夫风之与疟也，相似同类，而风独常在，疟得有时而休者，何也？

岐伯曰：风气留其处，故常在，疟气随经络，沉以内薄，故卫气应乃作。

帝曰：疟先寒而后热者，何也？

岐伯曰：夏伤于大暑，其汗大出，腠理开发，因遇夏气凄沧之水寒，藏于腠理皮肤之中，秋伤于风，则病成矣。夫寒者，阴气也，风者，阳气也，先伤于寒而后伤于风，故先寒而后热也。病以时作，名曰寒疟。

帝曰：先热而后寒者，何也？

岐伯曰：此先伤于风，而后伤于寒。故先热而后寒也。亦以时作，名曰温疟。其但热而不寒者，阴气先绝，阳气独发，则少气烦冤，手足热而欲呕，名曰瘅疟。

译 文

黄帝说：您说卫气每到于风府时，腠理开泄，邪气则乘机袭入，疟疾就会发作。又说卫气与邪气相遇的部位每天下行一节，并不恰好在风府，疟疾却还是每天发作，这是为什么呢？

岐伯答：以上是指邪气侵入头项，沿着脊骨而下的情况。但人体虚实不同，而邪气侵犯的部位也不一样，就不一定非要邪气与卫气相合于风府才发作。例如，邪气侵袭头项的，就是卫气运行到头项时病发；邪气侵袭背部的，就是卫气运行到背部时病发；邪气侵袭腰脊的，就是卫气运行到腰脊时病发；邪气侵袭手足的，卫气运行到手足时病发。也就是说，但凡是卫气所到之处与邪气相合，病就会发作。所以说，邪气从哪里侵入，并无固定的地方。只要哪个部位的腠理开泄，邪气就会从此侵入，卫气行至于此，与邪气相合，就会发作。

黄帝说：您说得好！风病和疟疾相似而同类，可为什么风病的症状持续常在，疟疾却有间歇性呢？

岐伯答：风邪为病是稽留在它侵袭的地方，所以症状持续常在；而疟疾是随着经络循行深入体内，必须与卫气相遇，病才发作。

黄帝问：疟疾发作有先寒而后热的，这是什么原因呢？

岐伯答：夏天感受暑气，出汗太多，腠理开泄，再遇寒邪，便会藏在腠理皮肤之中，到秋天又被风邪所伤，就成为疟疾。寒邪属阴，风邪属阳，先被寒邪所伤，后被风邪所伤，所以先寒而后热，病的发作有一定的时间，这叫寒疟。

黄帝问：有一种疟疾发作时先热而后寒，这又是为什么呢？

岐伯答：这是先被风邪所伤，后伤于寒邪，所以先热而后寒，发作也有一定的时间，这叫温疟。还有一种只发热而不恶寒的，是由于病人阴气首先就匮乏，阳气单独旺起来的缘故。病发作时，会出现气短、烦闷、手足发热、想呕吐的状况，这叫瘅疟。

原 文

帝曰：疟不发，其应何如？

岐伯曰：疟气者，必更盛更虚，当气之所在也。病在阳，则热而脉躁，在阴，则寒而脉静，极则阴阳俱衰，卫气相离，故病得休，卫气集，则复病也。

帝曰：时有间二日或至数日发，或渴或不渴，其故何也？

岐伯曰：其间日者，邪气与卫气客于六腑，而有时相失，不能相得，故休数日乃作也。疟者，阴阳更胜也，或甚或不甚，故或渴或不渴。

帝曰：论言夏伤于暑，秋必病疟，今疟不必应者，何也？

岐伯曰：此应四时者也。其病异形者，反四时也。其以秋病者寒甚，以冬病者寒不甚，以春病者恶风，以夏病者多汗。

帝曰：夫病温疟与寒疟，而皆安舍，舍于何藏？

岐伯曰：温疟者，得之冬中于风，寒气藏于骨髓之中，至春则阳气大发，邪气不能自出，因遇大暑，脑髓烁，肌肉消，腠理发泄，或有所用力，邪气与汗皆出，此病藏于肾，其气先从内出之于外也。如是者，阴虚而阳盛，阳盛则热矣。衰则气复反入，入则阳虚，阳虚则寒矣。故先热而后寒，名曰温疟。

帝曰：瘅疟何如？

岐伯曰：瘅疟者，肺素有热，气盛于身，厥逆上冲，中气实而不外泄，因有所用力，腠理开，风寒舍于皮肤之内，分肉之间而发，发则阳气盛，阳气盛而不衰则病矣。其气不及于阴，故但热而不寒，气内藏于心，而外舍于分肉之间，令人消烁脱肉，故命曰瘅疟。

译 文

黄帝问：疟疾不发作时，情况如何呢？

岐伯答：疟疾病邪在人体盛虚更替，随着邪气所在的不同，而有不同的表现。病邪在阳分，就发热而且脉搏躁动；病邪在阴分，就寒冷而脉搏沉静；发病达于极点，阴阳二气都衰竭。卫气与邪气相互分离，病就得以休止；卫气与邪气相合，病又发作了。

黄帝问：有些疟疾间隔两天甚至几天才发作一次，发作时有口渴的，有不口渴的，这是什么原因呢？

岐伯答：那些间隔几天才发作的，是由于邪气和卫气会于六腑的时间有时不一致，难以相遇，所以停歇了几天才发作。疟疾病的发作是阴阳更替相胜的结果，有的程度重一些，有的程度轻一些，因此，有的口渴，有的不口渴。

黄帝问：医经上说，夏季被暑邪所伤，秋季会患疟疾。但是现在有些疟病并不是这样的，那又是什么原因？

岐伯答：医经所说的"夏伤于暑，秋必病疟"是与四时发病规律相应而言。那些症状不同的疟疾是因为与四时的发病规律相反所形成的。例如发于秋季的寒冷较重，发于冬季寒冷较轻，发于春季的怕风，发于夏季的多汗等。

黄帝问：温疟和寒疟是怎样形成的？居留在哪一脏？

岐伯答：温疟是由于冬天感受风寒，邪气留在骨髓，春天阳气升发时邪气仍不能自行外出，以至于到了夏天，暑热炽盛，就会使人精神倦怠、脑髓消烁、肌肉消瘦、腠理发泄、皮肤空疏，这时劳力过度，邪气乘虚与汗一齐外出。这种病邪本来就伏藏在肾，所以发作时，邪气从内而出于外。这种病阴气先虚而阳气偏盛，阳盛则发热，热到极点邪气又回归到阴分，邪入阴阳气又虚，便出现寒冷的状况。所以这种病先热后寒，名叫温疟。

黄帝问：瘅疟的情况是怎样的呢？

岐伯答：瘅疟是由于肺脏平素有热，肺气壅盛，气逆上冲，肺气盛实不能发泄，适逢劳力之后，腠理开泄，风寒之邪便乘机侵入皮肤内、肌肉之间而发病。发病则阳气偏盛，持续不衰，邪气不入于阴分，就会发热而不发冷。这种病邪内藏于里，外留于肌肉，能使人肌肉消瘦，所以名叫瘅疟。

气厥论篇第三十七

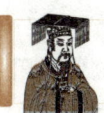

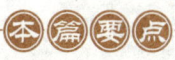

本篇要点

1. 论述寒热之邪在五脏六腑之间相互传变而演生出来的各种病变，说明寒热之气厥逆会导致多种疾病的发生。

2. 说明脏腑之间存在的密切关系和脏腑发病相互影响传变的规律。

原文

黄帝问曰：五藏六腑，寒热相移者何？

岐伯曰：肾移寒于脾，痈肿，少气。脾移寒于肝，痈肿，筋挛。肝移寒于心，狂，隔中。心移寒于肺，肺消，肺消者饮一溲二，死不治。肺移寒于肾，为涌水，涌水者，按腹不坚，水气客于大肠，疾行则鸣濯濯，如囊裹浆，水之病也。

脾移热于肝，则为惊衄。肝移热于心，则死。心移热于肺，传为鬲消。肺移热于肾，传为柔痓。肾移热于脾，传为虚，肠澼，死，不可治。胞移热于膀胱，则癃溺血。膀胱移热于小肠，鬲肠不便，上为口糜。小肠移热于大肠，为伏瘕，为沉。大肠移热于胃，善食而瘦人，谓之食亦。胃移热于胆，亦曰食亦。胆移热于脑，则辛頞鼻渊。鼻渊者，浊涕下不止也，传为衄蔑瞑目。故得之气厥也。

译 文

黄帝问：五脏六腑的寒热相互转移的情况是怎样的呢？

岐伯答：肾移寒于脾，便会得痈肿和气虚病。脾移寒于肝，会得痈肿和痉挛。肝移寒于心，会发为狂症和心气不通的病。心移寒于肺，会形成肺消病，症状是饮水一份小便要尿二份，无法医治。肺移寒于肾，成涌水病，病人的腹下部，按上去不坚硬，但因水气侵犯大肠，走得快时可以听到肠中漉漉的水响声，像皮囊里裹着浆水一样，这是水液代谢紊乱所引起的疾病。

脾移热于肝，会发生惊恐和鼻出血。肝移热于心，会导致死亡。心移热于肺，日久传变成为鬲消病。肺移热于肾，日久传变会成为柔痉病。肾移热于脾，日久虚损，会形成肠澼病，无法医治。胞宫移热于膀胱，会发生尿闭、尿血。膀胱移热于小肠，便会大便不通，热气上行，还会引起口疮糜烂。小肠移热于大肠，热结不散，成为伏瘕或痔疮。大肠移热于胃，食量大增反而消瘦，叫做食亦。胃移热于胆，也叫做食亦。胆移热于脑，鼻腔内觉得辛辣而成为鼻渊，表现为脓涕下流不止，日久传变会鼻中出血，眼睛看不清东西。这些就是寒热之气逆乱的缘故。

咳论篇第三十八

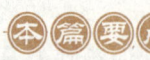

1. 讨论咳嗽的病因病机、辨证分类、传变规律。
2. 提出"五藏六腑皆令人咳，非独肺也"的理论。

原 文

黄帝问曰：肺之令人咳，何也？

岐伯对曰：五藏六腑皆令人咳，非独肺也。

帝曰：愿闻其状。

岐伯曰：皮毛者，肺之合也。皮毛先受邪气，邪气以从其合也。其寒饮食入胃，从肺脉上至于肺，则肺寒，肺寒则外内合邪，因而客之，则为肺咳。五藏各以其时受病，非其时各传以与之。人与天地相参，故五藏各以治时，感于寒则受病，微则为咳，甚者为泄，为痛。乘秋则肺先受邪，乘春则肝先受之，乘夏则心先受之，乘至阴则脾先受之，乘冬则肾先受之。

帝曰：何以异之？

岐伯曰：肺咳之状，咳而喘息有音，甚则唾血。心咳之状，咳则心痛，喉中介介如梗状，甚则咽肿，喉痹。肝咳之状，咳则两胁下痛，甚则不可以转，转则两胠下满。脾咳之状，咳则右胁下痛，阴阴引肩背，甚则不可以动，动则咳剧。肾咳之状，咳则腰背相引而痛，甚则咳涎。

帝曰：六腑之咳奈何？安所受病？

岐伯曰：五藏之久咳，乃移于六腑。脾咳不已，则胃受之。胃咳之状，咳而呕，呕甚则长虫出。肝咳不已，则胆受之，胆咳之状，咳呕胆汁。肺咳不已，则大肠受之，大肠咳状，咳而遗矢。心咳不已，则小肠受之，小肠咳状，咳而失气，气与咳俱失。肾咳不已，则膀胱受之，膀胱咳状，咳而遗溺。久咳不已，则三焦受之，三焦咳状，咳而腹满，不欲食饮。此皆聚于胃，关于肺，使人多涕唾而面浮肿气逆也。

译文

黄帝问：肺有病会使人咳嗽，这是为什么呢？

岐伯答：五脏六腑都会使人咳嗽，而不仅仅是肺。

黄帝说：希望听听其中的道理。

岐伯说：皮毛在表，与肺相合。邪气侵袭，皮毛首先感受了寒气，就会影响到肺。寒冷的饮食进入胃中，寒气随着肺脉上行到肺，也会导致肺受寒。肺脏受寒以后，内外的寒邪相结合，留滞于肺，就会造成肺咳。五脏各在所主的时令受病，如不是肺所主的时令受病，就是五脏之病传给它。人与自然界相应，所以，五脏在它所主的时令受了寒邪便要得病，轻微的便是咳嗽，严重的成为泄泻、腹痛。因此，秋天肺先受病邪，春天肝先受病邪，夏天心先受病邪，长夏脾先受病邪，冬天肾先受病邪。

黄帝问：这些咳嗽怎样进行区别呢？

岐伯答：肺咳，咳嗽的时候，喘息有声音，严重的时候甚至唾血。心咳的症状，咳嗽时心痛，喉中好像有东西梗塞一样，甚至咽喉肿痛闭塞。肝咳，咳时两胁下疼痛甚至不能转侧，转侧则两胁下胀满。脾咳，咳嗽时右胁痛，疼痛隐隐牵引肩背，严重时不能行动，一动咳嗽就加剧。肾咳的症状，咳嗽时腰背互相牵引作痛，甚至咳吐痰涎。

黄帝问：六腑咳嗽的症状怎样？是怎么受病的呢？

岐伯答：五脏咳嗽经久不愈，就会传到六腑。例如，脾咳经久不愈，胃就会受病，胃咳会发生呕吐甚至呕出蛔虫。肝咳经久不愈，胆就会受病，胆咳时可吐胆汁。肺咳经久不愈，大肠就会受病，大肠咳嗽时大便失禁。心咳经久不愈，小肠就会受病，小肠咳咳嗽时会放屁，二者往往同时出现。肾咳经久不愈，膀胱就会受病，膀胱咳咳嗽时小便失禁。以上各种咳嗽经久不愈，都会使三焦受病，三焦咳的症状是肚子胀满，不思饮食。这种种咳嗽，不管是来自哪一脏的病变，最后寒邪都会聚集在胃中，并循着肺脉上行到肺，使人多痰涕、面部浮肿、咳嗽气逆。

卷第十一

举痛论篇第三十九

本篇要点

1. 论述寒邪侵犯脏腑、经脉所引起的各种疼痛病变。

2. 围绕"百病皆生于气"的观点，论述怒、喜、悲、思、惊、恐、寒、热、劳九种病因导致的疾病症状和病机。

原 文

帝曰：愿闻人之五藏卒痛，何气使然？

岐伯对曰：经脉流行不止，环周不休，寒气入经而稽迟。泣而不行，客于脉外则血少，客于脉中则气不通，故卒然而痛。

帝曰：其痛或卒然而止者；或痛甚不休者；或痛甚不可按者；或按之而痛止者；或按之无益者；或喘动应手者；或心与背相引而痛者；或胁肋与少腹相引而痛者；或腹痛引阴股者；或痛宿昔而成积者；或卒然痛死不知人，有少间复生者；或痛而呕者；或腹痛而后泄者；或痛而闭不通者。凡此诸痛，各不同形，别之奈何？

岐伯曰：寒气客于脉外，则脉寒，脉寒则缩踡，缩踡则脉绌急，绌急则外引小络，故卒然而痛。得炅则痛立止，因重中于寒，则痛久矣。寒气客于经脉之中，与炅气相薄，则脉满，满则痛而不可按也。寒气稽留，炅气从上，则脉充大而血气乱，故痛甚不可按也。寒气客于肠胃之间，膜原之下，血不得散，小络急引故痛。按之则血气散，故按之痛止。

寒气客于侠脊之脉，则深按之不能及，故按之无益也。寒气客于冲脉，冲脉起于关元，随腹直上，寒气客则脉不通，脉不通则气因之，故喘动应手矣。寒气客于背俞之脉，则脉泣，脉泣则血虚，血虚则痛。其俞注于心，故相引而痛。按之则热气至，热气至则痛止矣。寒气客于厥阴之脉，厥阴之脉者，络阴器，系于肝。寒气客于脉中，则血泣脉急，故胁肋与少腹相引痛矣。

厥气客于阴股，寒气上及少腹，血泣在下相引，故腹痛引阴股。寒气客于小肠膜原之间，络血之中，血泣不得注入大经，血气稽留不得行，故宿昔而成积矣。寒气客于五藏，厥逆上泄，阴气竭，阳气未入，故卒然痛死不知人，气复反则生矣。寒气客于肠胃，厥逆上出，故痛而呕也。寒气客于小肠，小肠不得成聚，故后泄腹痛矣。热气留于小肠，肠中痛，瘅热焦渴，则坚干不得出，故痛而闭不通矣。

译 文

黄帝问：我想了解人的五脏突然发生疼痛是什么邪气造成的。

岐伯答：人经脉中的气血周流全身，如环无端，如果寒邪侵入经脉，就会导致经脉气血的循行迟滞，凝涩而不畅行。假如寒邪侵袭经脉之外，血液必然减少；若侵入脉中，脉气不通，就会突然作痛。

黄帝问：有的疼痛突然就自己消失，有的却剧痛持续不减；有的痛得厉害不能触按，有的揉按疼痛便消失，有的揉按也无效，有的腹部疼痛并且按之应手而动；有的心与背牵引作痛，也有的胁肋与少腹牵引作痛，还有的腹痛牵引到大腿内侧近前阴处；有的经久不愈凝结成包块，有的突然剧痛昏死稍后苏醒；腹痛时，有的呕吐，有的腹泻，有的大便闭塞不通。所有这些疼痛，症状各不相同，如何区别呢？

岐伯答：寒邪侵袭经脉之外，经脉受寒，收缩弯曲，则屈曲拘急，牵引在外的细小脉络，突然发生疼痛。此时得温热，疼痛便会立刻停止。如果再次受到寒邪的侵袭，病情自然会加深一层，所以疼痛的时间便会延长。寒邪侵入经脉之中，与热气相互交迫，使经脉满盛，满盛为实，所以疼痛得厉害而且害怕触按。寒邪留滞，寒热交迫，使经脉充盈扩大，血气运行紊乱，便会疼痛剧烈，不可触按。寒邪侵袭肠胃之间，留滞在膜原之下，血瘀不散，细小的络脉绷急牵引所以产生疼痛。这时用手按揉，可使血气散行，所以按揉之后疼痛减轻。

如果寒邪侵入脊背两侧的脉络，即使重按也不能到达病所，所以按揉无益，疼痛不会随之减轻。寒邪侵入冲脉，冲脉从关元穴起，沿着腹部上行，寒邪内阻则使冲脉不畅通，血脉不通则气也随之不通，揣摸腹部就会应手跳痛。寒邪侵入背俞脉络，血脉涩滞，从而血虚，血虚失养就发生疼痛，又因为背俞内通于心，所以疼痛可以牵引到心。按揉能够使热气来复，热气来复则疼痛停止。寒邪侵入厥阴经脉，厥阴经脉环络前阴，上系于肝脏，寒邪侵犯，会使血液凝涩不畅，筋脉挛急，所以出现胁肋和少腹相互牵引疼痛。

寒邪侵入阴股，上行累及少腹，血液凝涩在下，上下相互牵引，所以腹痛连及阴股。寒邪侵犯小肠和膜原之间，络血之中，使小络的血液涩滞，不能流注到大的经脉去，血气留滞，时间一长就逐渐瘀积。寒邪侵犯五脏，则使五脏逆气向上发越，阴经之气内竭，阳经之气未入，阴阳之气不能接续，以致突然剧痛而昏迷。如果阳气恢复，便可以苏醒了。寒邪侵犯肠胃，会使厥逆之气上行，所以腹痛并且呕吐。寒邪侵入小肠，小肠不能受盛化物，泌别清浊，就会出现腹泄下利，腹中疼痛。热气蓄留于小肠，肠中疼痛，唇热干渴，大便坚硬干燥不得出，所以腹痛而大便不通。

原文

帝曰：余知百病生于气也，怒则气上，喜则气缓，悲则气消，恐则气下，寒则气收，炅则气泄，惊则气乱，劳则气耗，思则气结。九气不同，何病之生？

岐伯曰：怒则气逆，甚则呕血及飧泄，故气上矣。喜则气和志达，荣卫通利，故气缓矣。悲则心系急，肺布叶举，而上焦不通，荣卫不散，热气在中，故气消矣。恐则精却，却则上焦闭，闭则气还，还则下焦胀，故气不行矣。寒则腠理闭，气不行，故气收矣。炅则腠理开，荣卫通，汗大泄，故气泄。惊则心无所倚，神无所归，虑无所定，故气乱矣。劳则喘息汗出，外内皆越，故气耗矣。思则心有所存，神有所归，正气留而不行，故气结矣。

译文

黄帝说：我知道很多疾病都是由于气机失调造成的。如发怒使气上逆，大喜会使气舒缓，悲哀会让气消沉，恐惧则气下陷，遇寒气收敛，受热气会外泄，大惊气就散乱，过劳气会耗损，思虑令气郁结。这九种气机的变化各不相同，都能导致什么病呢？

岐伯答：大怒时肝气上逆，严重时会出现呕血、飧泄这样一些状况，所以说"怒则气上"。欢喜时心气和顺，志意畅达，荣卫之气畅通顺利，所以说"喜则气缓"。过度悲哀，心系急，肺叶膨胀，以致上焦闭塞不通，荣卫之气不能够布散，热气郁闷于中而消耗气血，所以说"悲则气消"。恐惧时，精气衰退，上焦随之闭塞，上焦闭塞则气还归于下，气郁于下则下焦胀满，所以说"恐则气下"。寒气能使腠理闭塞，营卫之气不得运行，所以说"寒则气收"。热气能使人腠理开泄，营卫之气过分宣通，汗液大量外流，所以说"热则气泄"。突然受惊会让心悸无所依附，神气没有了归宿，心中疑虑无所决

定，所以说"惊则气乱"。过度劳累，就会出现喘息、汗出等状况，喘促则耗散内气，汗出则泄越外气，所以说"劳则气耗"。思虑过度，心思过分专注，神情高度集中，就会使气机滞而不能运行，所以说"思则气结"。

腹中论篇第四十

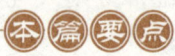

分析讨论了鼓胀、血枯、伏梁、热中、消中、厥逆等腹中疾病的病因、症状、治法、禁忌、方药等。

原　文

黄帝问曰：有病心腹满，旦食则不能暮食，此为何病？岐伯对曰：名为鼓胀。帝曰：治之奈何？岐伯曰：治之以鸡矢醴，一剂知，二剂已。帝曰：其时有复发者，何也？岐伯曰：此饮食不节，故时有病也。虽然其病且已，时故当病，气聚于腹也。

帝曰：有病胸胁支满者，妨于食，病至则先闻腥臊臭，出清液，先唾血，四支清，目眩，时时前后血，病名为何，何以得之？岐伯曰：病名血枯，此得之年少时，有所大脱血。若醉入房中，气竭肝伤，故月事衰少不来也。帝曰：治之奈何？复以何术？岐伯曰：以四乌鲗骨，一藘茹，二物并合之，丸以雀卵，大如小豆，以五丸为后饭，饮以鲍鱼汁，利肠中及伤肝也。

帝曰：病有少腹盛，上下左右皆有根，此为何病？可治不？岐伯曰：病名曰伏梁。帝曰：伏梁何因而得之？岐伯曰：裹大脓血，居肠胃之外，不可治，治之每切按之致死。帝曰：何以然？岐伯曰：此下则因阴，必下脓血，上则迫胃脘，生鬲，侠胃脘内痈，此久病也，难治。居齐上为逆，居齐下为从，勿动亟夺。

帝曰：人有身体髀股䯒皆肿，环齐而痛，是为何病？岐伯曰：病名伏梁，此风根也。其气溢于大肠而著于肓，肓之原在齐下，故环齐而痛也。不可动之，动之为水溺涩之病。

译 文

黄帝问：有一种心腹胀满的病，早上吃了东西，晚上便不能再吃了，这是什么病？岐伯答：这叫做鼓胀病。黄帝问：怎么治疗呢？岐伯答：用鸡矢醴治疗，一剂就见效，两剂就能痊愈。黄帝问：为什么有时候还会复发呢？岐伯答：这是由于饮食没有节制，有时会复发。这种病经过治疗，相关的症状会很快消失，但病根未除，一旦饮食不节，病气又凝聚在腹中，便会复发。

黄帝问：有一种胸胁胀满的病，妨碍饮食，发病时先闻到腥臊气味，然后是口吐清涎、吐血、四肢清冷、头目眩晕、大小便时常出血。这种病叫什么？病因是什么？岐伯答：这种病叫做血枯，由于年少时有过大量出血损伤内脏造成的。如果醉后肆行房事，使肾气耗竭，损伤肝脏，会导致月经衰少或停止。黄帝问：怎么治疗呢？用什么方法能使气血恢复？岐伯答：用乌贼骨和茜草按照四比一的分量混合，用麻雀蛋捣合，制成小豆大小的药丸，每次服用五丸，饭前用鲍鱼汁送下，可以通利肠道，补益损伤的肝脏。

黄帝问：有一种下腹部胀满的病，上下左右都有根蒂，这是什么病？能不能治疗？岐伯答：这种病叫"伏梁"。黄帝问：病因是什么呢？岐伯答：下腹部裹着大量的脓血，留滞在胃肠的外面，无法医治。诊治时不能重按，重按可以致死。黄帝问：怎么会这样呢？岐伯答：重按导致脓向下浸溢靠近二阴，大便必下脓血；向上逼迫胃脘，严重时痈肿。得这种病往往时间较长，已根深蒂固了，很难医治。尤其是长在肚脐以上更为凶险，长在脐下的相对好些。切不可急于使用按摩疗法治疗，以免夺伤真气。

黄帝问：有的人患病后身体和大腿、小腿全都浮肿起来，疼痛环绕在脐周，这是什么病呢？岐伯答：这种病也叫做"伏梁"，是被风寒之邪侵袭后发病的。风寒之气由大肠外溢，滞留在肠外的肓膜上，肓膜的根源在脐下，所以使得肚脐四周发生疼痛。这种病，不可用攻下之法治疗，不然会造成小便涩滞不畅。

原 文

帝曰：夫子数言热中，消中，不可服高粱、芳草、石药。石药发瘨，芳

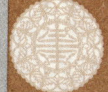

草发狂。夫热中消中者，皆富贵人也，今禁高粱，是不合其心，禁芳草、石药，是病不愈，愿闻其说。岐伯曰：夫芳草之气美，石药之气悍，二者其气急疾坚劲，故非缓心和人，不可以服此二者。帝曰：不可以服此二者，何以然？岐伯曰：夫热气慓悍，药气亦然，二者相遇，恐内伤脾，脾者土也而恶木，服此药者，至甲乙日更论。

帝曰：有病膺肿颈痛，胸满腹胀，此为何病？何以得之？岐伯曰：名厥逆。帝曰：治之奈何？岐伯曰：灸之则瘖，石之则狂，须其气并，乃可治也。帝曰：何以然？岐伯曰：阳气重上，有余于上，灸之则阳气入阴，入则瘖，石之则阳气虚，虚则狂，须其气并而治之，可使全也。

帝曰：何以知怀子之且生也？岐伯曰：身有病而无邪脉也。帝曰：病热而有所痛者，何也？岐伯曰：病热者，阳脉也，以三阳之动也。人迎一盛少阳，二盛太阳，三盛阳明，入阴也。夫阳入于阴，故病在头与腹，乃䐜胀而头痛也。

译 文

黄帝问：先生多次说患热中、消中病的人不能吃肥甘厚味，也不能吃芳香药草和金石药，因为金石药物能使人发癫，芳草药物容易使人发狂。得热中、消中病的，大多是富贵之人，要禁止他们吃肥甘厚味显然不适合他们的心意，不使用芳香药草和金石药又治不好他们的病，那要怎么办才好呢？我想听听您的意见。岐伯答：芳草药气味芳香，走窜迅速，金石药性情多猛悍，这两类药物的药性都猛烈，走窜迅速，若不是性情和缓的人，是不能轻易服用的。黄帝问：不能服用这两类药物，原因何在呢？岐伯答：平素嗜食肥甘而生内热，而热气本身是慓悍的，若是药物的性能也这样，两者相遇，会损伤脾气，脾属土而恶木，服用这类药物，逢甲乙日肝木主令时，病情会更加严重。

黄帝问：有人得胸肿颈痛、胸满腹胀，这是什么病呢？病因如何？岐伯答：这叫做厥逆。黄帝问：如何治疗呢？岐伯答：这种病用灸法治疗会导致失音，用砭石治疗会导致发狂，必须等到阴阳之气上下相合，才能进行治疗。黄帝问：为什么呢？岐伯答：阳气亢盛于上，上部有余就会产生厥逆，如果再用灸法，不亚于以火救火，阳盛入阴，劫夺阴液，咽喉失去阴液的滋养，便会发生失音的症状；若用砭石针刺，阳气随刺外泄而亏虚，心神失于温养，就会发狂。要在阳气下降，阴气上升，阴阳交并之后进行治疗，才能痊愈。

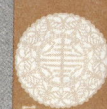

卷第十二

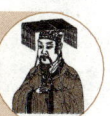

风论篇第四十二

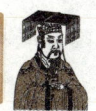

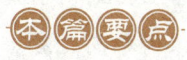

1. 论述风邪"善行而数变"、"百病之长"等性质和致病特点。
2. 讨论风邪入侵的途径、部位以及多种风病的病变机理、表现、诊断要点。

原 文

黄帝问曰：风之伤人也，或为寒热，或为热中，或为寒中，或为疠风，或为偏枯，或为风也，其病各异，其名不同。或内至五藏六腑，不知其解，愿闻其说。

岐伯对曰：风气藏在于皮肤之间，内不得通，外不得泄。风者，善行而数变，腠理开则洒然寒，闭则热而闷。其寒也则衰食饮，其热也则消肌肉。故使人怢栗不能食，名曰寒热。风气与阳明入胃，循脉而上至目内眦，其人肥，则风气不得外泄，则为热中而目黄；人瘦，则外泄而寒，则为寒中而泣出。风气与太阳俱入，行诸脉俞，散于分肉之间，与卫气相干，其道不利。

故使肌肉愤䐜而有疡，卫气有所凝而不行，故其肉有不仁也。疠者，有荣气热胕，其气不清，故使其鼻柱坏而色败，皮肤疡溃。风寒客于脉而不去，名曰疠风，或名曰寒热。

译　文

黄帝问：风邪侵害人体，有的成为寒热病，有的发为热中病，有的成为寒中病，有的成为疠风病，有的引发偏枯病，或者成为其他风病，虽然同是风邪所害，但所形成的疾病各不相同，病名也不一样，有的甚至侵入到五脏六腑，我不明白其中道理，想听您讲讲。

岐伯答：风邪侵害人体，常留滞于皮肤之间，使经脉不能通调于内，卫气不能发泄于外。风邪来去迅速，变化多端，腠理开的时候会使人觉得寒冷，腠理紧闭会使人发热烦闷。恶寒导致饮食减少，发热会使人肌肉消瘦，战栗而不想吃东西，这种病叫做寒热病。

风邪由阳明经入胃，循经脉上行到内眼角，假如病人身体肥胖，腠理致密，风邪不易向外发泄，稽留体内郁而化热，就会形成热中病，有眼睛发黄的表现；假如病人身体消瘦，腠理疏松，风邪容易外泄而畏寒，形成寒中病，会不时流泪。

风邪由太阳经侵入，游走在太阳经脉及其俞穴，散布在肌肉之间，与卫气纠结在一起。这样，气道不通利，肌肉就会肿胀高起而产生疮疡；如果卫气凝涩，运行不畅，肌肤就会麻木而不知痛痒。疠风是由于风邪侵入经脉，营气受热而腐坏，血气不清，使鼻柱损伤，面色败恶，皮肤溃疡败烂。因为是风寒侵入经脉稽留不去，所以叫做疠风，也称为寒热。

原　文

以春甲乙伤于风者为肝风，以夏丙丁伤于风者为心风，以季夏戊己伤于邪者为脾风，以秋庚辛中于邪者为肺风，以冬壬癸中于邪者为肾风。

风中五藏六腑之俞，亦为藏腑之风，各入其门户所中，则为偏风。风气循风府而上，则为脑风，风入系头，则为目风，眼寒。饮酒中风，则为漏风。

入房汗出中风，则为内风。新沐中风，则为首风。久风入中，则为肠风飧泄。外在腠理，则为泄风。故风者，百病之长也，至其变化，乃为他病也，无常方，然致有风气也。

译 文

春季的甲乙日属肝木，在春季的甲乙日伤于风，风邪内入于肝，为肝风；夏季的丙丁日属心火，在夏季的丙丁日伤于风，风邪内入于心为"心风"。长夏的戊己日属脾土，在长夏的戊己日伤于风，风邪内入于脾，为"脾风"。秋季的庚辛日属肺金，若在秋季的庚辛日伤于风，风邪内入于肺，为"肺风"。冬季的壬癸日属肾水，在冬季的壬癸日伤于风，风邪内入于肾，为"肾风"。

风邪侵入五脏六腑的俞穴，传到脏腑，就成了五脏六腑的风证。要是风邪随某一俞穴而偏中于某一脏腑，就称为"偏风"。风邪侵入风府，循督脉上到脑中，就会成为因热头疼的"脑风"。风邪侵入头部而伤及目系，会成为眼睛发寒的"目风"。饮酒出汗之际感受风邪，称为"漏风"。行房耗精汗出之而受风，叫"内风"。刚洗过头后，风邪乘虚入侵头部，叫"首风"。风邪稽留在肌肤腠理之间太久，逐渐入里，就会形成肠风，症见飧泄。风邪侵袭腠理之间，经常出汗的叫"泄风"。

可见，风是引发多种疾病的首要因素。风邪侵入人体之后变化无常，可引发各种不同疾病，并没有定数，只不过致病的原因都是风邪。

原 文

帝曰：五藏风之形状不同者何？愿闻其诊及其病能。

岐伯曰：肺风之状，多汗恶风，色皏然白，时咳，短气，昼日则差，暮则甚，诊在眉上，其色白。心风之状，多汗恶风，焦绝善怒吓，赤色，病甚则言不可快，诊在口，其色赤。肝风之状，多汗恶风，善悲，色微苍，嗌干善怒，时憎女子，诊在目下，其色青。脾风之状，多汗恶风，身体怠惰，四肢不欲动，色薄微黄，不嗜食，诊在鼻上，其色黄。肾风之状，多汗恶风，面疱然浮肿，脊痛不能正立，其色炱，隐曲不利，诊在肌上，其色黑。

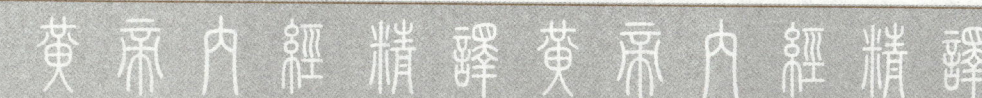

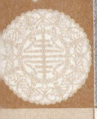

胃风之状,颈多汗恶风,食饮不下,鬲塞不通,腹善满,失衣则䐜胀,食寒则泄,诊形瘦而腹大。首风之状,头面多汗恶风,当先风一日则病甚,头痛不可以出内,至其风日,则病少愈。漏风之状,或多汗,常不可单衣,食则汗出,甚则身汗,喘息恶风,衣常濡,口干善渴,不能劳事。泄风之状,多汗,汗出泄衣上,口中干,上渍,其风不能劳事,身体尽痛则寒。

译 文

黄帝问:五脏风病表现的症状有哪些不同?希望听您谈谈诊察的要点和病状表现。

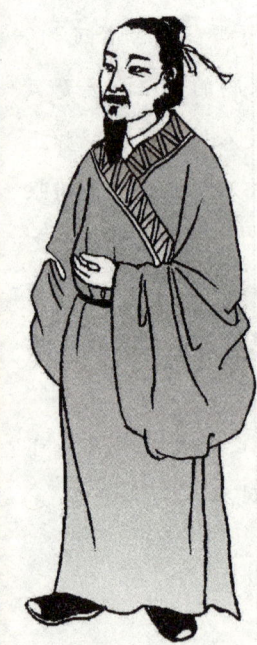

岐伯答:肺风的症状是多汗怕风、面色苍白、时而咳嗽气短,白天轻傍晚重,诊察时注意眉的上部,往往会泛白。心风的症状是多汗怕风、形体干瘦、容易发怒恐慌、面有赤色,病重时说话不爽快,诊察时注意口舌为红色。肝风的症状是多汗怕风、容易悲伤、面色微青、咽喉干燥、容易发怒,有时厌恶女人,诊察时注意眼睛下方有青色。脾风的症状是多汗怕风、身体疲倦、四肢不愿意活动、面色微黄、厌食,诊察时注意鼻上有黄色。肾风的症状是多汗怕风、面部浮肿、腰脊疼痛,不能长时间站立,面色黑得像煤炭,小便不通畅,诊察时注意颐部有黑色。胃风的症状是颈部多汗怕风、吃不下东西、隔塞不通、腹部易胀满,发病后形体常不与衣服相协调,吃了凉食就会拉肚子,诊察时要注意形体瘦削腹部胀大这一特点。头风的症状是头部、面部多汗怕风,在风气发动的前一天就病重,头痛厉害不愿外出,到了发病那一天,头痛反而会减轻。漏风的症状是汗多,不能穿单薄的衣服,一吃饭就出汗,严重时全身汗出,喘息怕风,衣裳常常被汗水浸湿,口干易渴,不耐劳累。泄风的症状是多汗,汗多常沾湿衣裳,口干舌燥,上身出汗常像刚在水中浸泡了一样;这种风病禁受不住劳累,周身疼痛发冷。

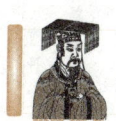# 痹论篇第四十三

本篇要点

1. 对痹病的病因、病机、分类、预后等进行论述，指出其主要是以风寒湿邪气为主要病因致气血凝滞、运行不利，出现以疼痛、麻木等为主要症状的一类痹病。

2. 论述了营卫之气在痹病发生过程中所起的作用。

原　文

黄帝问曰：痹之安生？岐伯对曰：风寒湿三气杂至，合而为痹也。其风气胜者为行痹，寒气胜者为痛痹，湿气胜者为著痹也。

帝曰：其有五者何也？岐伯曰：以冬遇此者为骨痹，以春遇此者为筋痹，以夏遇此者为脉痹，以至阴遇此者为肌痹，以秋遇此者为皮痹。

帝曰：内舍五藏六腑，何气使然？

岐伯曰：五藏皆有合，病久而不去者，内舍于其合也。故骨痹不已，复感于邪，内舍于肾；筋痹不已，复感于邪，内舍于肝；脉痹不已，复感于邪，内舍于心；肌痹不已，复感于邪，内舍于脾；皮痹不已，复感于邪，内舍于肺。所谓痹者，各以其时重感于风寒湿之气也。

凡痹之客五藏者，肺痹者，烦满喘而呕。心痹者，脉不通，烦则心下鼓，暴上气而喘，嗌干善噫，厥气上则恐。肝痹者，夜卧则惊，多饮，数小便，上为引如怀。肾痹者，善胀，尻以代踵，脊以代头。脾痹者，四肢解堕，发咳呕汁，上为大塞。肠痹者，数饮而出不得，中气喘争，时发飧泄。胞痹者，少腹膀胱按之内痛，若沃以汤，涩于小便，上为清涕。

阴气者，静则神藏，躁则消亡。饮食自倍，肠胃乃伤。淫气喘息，痹聚在肺；淫气忧思，痹聚在心；淫气遗溺，痹聚在肾；淫气乏竭，痹聚在肝；淫气肌绝，痹聚在脾。诸痹不已，亦益内也。其风气胜者，其人易已也。

译 文

黄帝问：痹病是怎样发生的？岐伯答：风、寒、湿相互错杂一起袭来，就形成了痹证。偏重于风邪的叫行痹，偏重于寒邪的叫痛痹，偏重于湿邪的叫著痹。

黄帝问：痹病又可分为五种，分别是哪五种呢？岐伯答：在冬天得的叫骨痹，春天得的叫筋痹，夏天得的叫脉痹，长夏得的叫肌痹，秋天得的叫皮痹。

黄帝问：痹邪滞留在五脏六腑，这是什么原因呢？

岐伯答：五脏与筋、脉、肉、皮、骨是内外相应的。病邪久留体表不去，就会侵入相应的内脏。所以，骨痹没有痊愈又感受邪气时就会内客于肾，筋痹没有痊愈又感受邪气时就会内客于肝，脉痹没有痊愈又感受邪气时就会内客于心，肌痹没有痊愈又感受邪气时就会内客于脾，皮痹没有痊愈又感受邪气时就会内客于肺。所以说，痹病是在各脏所主季节里感受风、寒、湿三气而形成的。

凡是痹邪侵入五脏，症状各不相同。肺痹是胸满喘促，心烦呕吐；心痹是血脉不通，心烦心跳不宁，时常突然觉得气向上逆，喘息促急，喉咙干，经常嗳气，气逆乘心还常感到惶恐不安；肝痹是晚上睡觉易惊醒，口渴喜欢喝水，小便多，腹部胀大像怀孕了一样；肾痹是腹部经常胀满，骨萎弱使足不能行走，行动时屁股着地，背脊弯曲，头低抬不起来，脊背反比头高；脾痹是四肢软弱，咳嗽，呕吐清水，胸中阻塞不畅；肠痹是常常喝水而又小便困难，肠鸣厉害，时常腹泻清稀夹有不消化食物；膀胱痹是按压下腹膀胱部位会疼痛，里面像灌有热汤一样，小便涩滞，流清鼻涕。

五脏精气，静则精神内守，躁动则易耗散。饮食过度，肠胃就会受到损伤。致痹之邪引起呼吸喘促的，是痹聚集在肺；致痹之邪引起忧伤思虑的，是痹发生在心；致痹之邪引起遗尿的，是痹气凝聚在肾；致痹之邪引起疲乏口渴的，是痹聚集在肝；致痹之邪引起肌肉消瘦的，是痹聚在脾。各种痹病经久不愈，病变就会继续深入。属于风气较胜的，比较容易治愈。

原 文

帝曰：痹，其时有死者，或疼久者，或易已者，其故何也？岐伯曰：其入藏者死，其留连筋骨间者疼久，其留皮肤间者易已。

帝曰：其客于六腑者何也？岐伯曰：此亦其食饮居处，为其病本也。六腑亦各有俞，风寒湿气中其俞，而食饮应之，循俞而入，各舍其腑也。

帝曰：荣卫之气，亦令人痹乎？

岐伯曰：荣者，水谷之精气也，和调于五藏，洒陈于六腑，乃能入于脉也。故循脉上下，贯五藏，络六腑也。卫者，水谷之悍气也。其气慓疾滑利，不能入于脉也。故循皮肤之中，分肉之间，熏于肓膜，散于胸腹，逆其气则病，从其气则愈，不与风寒湿气合，故不为痹。

帝曰：痹或痛，或不痛，或不仁，或寒，或热，或燥，或湿，其故何也？

岐伯曰：痛者，寒气多也，有寒故痛也。其不痛不仁者，病久入深，荣卫之行涩，经络时疏，故不通，皮肤不营，故为不仁。其寒者，阳气少，阴气多，与病相益，故寒也。其热者，阳气多，阴气少，病气胜，阳遭阴，故为痹热。其多汗而濡者，此其逢湿甚也。阳气少，阴气盛，两气相感，故汗出而濡也。

帝曰：夫痹之为病，不痛何也？

岐伯曰：痹在于骨则重；在于脉则血凝而不流；在于筋则屈不伸；在于肉则不仁；在于皮则寒。故具此五者，则不痛也。凡痹之类，逢寒则虫，逢热则纵。

译 文

黄帝问：得了痹病，有的会死，有的长期疼痛，有的容易痊愈，这是什么缘故呢？岐伯答：如果痹邪侵入到五脏六腑就会死亡，痹邪滞留在筋骨间就会长期疼痛，痹邪停留在皮肤间就容易痊愈。

黄帝问：痹邪侵入六腑又是因为什么呢？岐伯答：根本原因是饮食不当、起成失宜。六腑各有俞穴，风寒湿邪由外侵犯六腑俞穴，再加上内伤饮食，内外相合，痹邪就循着俞穴侵入，滞留在各自的本腑成六腑痹。

黄帝问：营卫之气失常，也能使人发生痹病吗？

岐伯答：营气是由水谷化生的精气，它调和五脏，散布于六腑，进入脉中，沿着经脉上下流行，贯通五脏，联络六腑。卫气是水谷所化生的悍气，运行急疾，不能进入血脉之中，只是循行于皮肤之中，肌肉之间，温煦肓膜，敷布胸腹。如果营卫之气运行迷礼，人就会生病。运行正常，疾病很快就能痊愈。营卫和调，并且没有与风寒湿等邪气相结合，就不会发生痹病。

黄帝说：痹病，有的疼痛，有的不痛，有的麻木不仁，有的发冷，有的发热，有的皮肤干燥，有的皮肤湿润，这是为什么呢？

岐伯答：疼痛的是寒气偏多，有寒邪所以痛。不痛但麻木不仁的是得病日子久了，病邪深入，营卫之气运行涩滞，使得经络气血空虚，所以不痛，皮肤得不到营养就麻木不仁。发冷的，是阳气不足，阴气偏盛，阴气助长寒邪之势，所以发冷。发热的是由于阳气偏盛，阴气不足，虽然感受的是风寒湿等阴邪，但却被亢盛的阳气所战胜，从而化热，充斥于外，所以发热。多汗而皮肤湿润的是感受湿邪太多，加之机体阳气不足，阴气偏盛，湿邪与阴气相合，所以多汗而皮肤湿润。

黄帝问：痹病有不痛的，是什么原因呢？

岐伯答：痹发生在骨的就会身重，发生在脉中就会血液凝涩不畅，发生在筋就会屈伸不利，发生在肌肉就会麻木不仁，发生在皮肤就会寒冷。这五种情况的痹病都不会有太多疼痛的感觉。凡痹病类疾病，遇寒则筋脉拘急，遇热则筋脉弛缓。

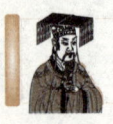

痿论篇第四十四

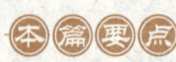

1. 对各类痿病的病因、病机、症状进行论述。
2. 提出五种痿症的鉴别方法。

原　文

黄帝问曰：五藏使人痿，何也？

岐伯对曰：肺主身之皮毛，心主身之血脉，肝主身之筋膜，脾主身之肌肉，肾主身之骨髓。故肺热叶焦，则皮毛虚弱急薄，著则生痿躄也。心气热，则下脉厥而上，上则下脉虚，虚则生脉痿，枢折挈，胫纵而不任地也。肝气热，则胆泄口苦，筋膜干，筋膜干则筋急而挛，发为筋痿。脾气热，则胃干而渴，肌肉不仁，发为肉痿。肾气热，则腰脊不举，骨枯而髓减，发为骨痿。

帝曰：何以得之？

岐伯曰：肺者，藏之长也，为心之盖也，有所失亡，所求不得，则发肺鸣，鸣则肺热叶焦，故曰：五藏因肺热叶焦，发为痿躄，此之谓也。悲哀太甚，则胞络绝，胞络绝则阳气内动，发则心下崩，数溲血也。故《本病》曰：大经空虚，发为肌痹，传为脉痿。思想无穷，所愿不得，意淫于外，入房太甚，宗筋弛纵，发为筋痿，及为白淫。故《下经》曰：筋痿者，生于肝，使内也。有渐于湿，以水为事，若有所留，居处相湿，肌肉濡渍，痹而不仁，发为肉痿。故《下经》曰：肉痿者，得之湿地也。有所远行劳倦，逢大热而渴，渴则阳气内伐，内伐则热舍于肾，肾者水藏也，今水不胜火，则骨枯而髓虚。故足不任身，发为骨痿。故《下经》曰：骨痿者，生于大热也。

帝曰：何以别之？

岐伯曰：肺热者，色白而毛败；心热者，色赤而络脉溢；肝热者，色苍而爪枯；脾热者，色黄而肉蠕动；肾热者，色黑而齿槁。

译文

黄帝问：五脏都能使人生痿病，这是为什么呢？

岐伯答：肺主管全身皮毛，心主管全身血脉，肝主管全身筋膜，脾主管全身肌肉，肾主管全身骨髓。肺脏有热，肺叶就会枯萎，皮毛也会呈现虚弱枯干的状态，严重的就发生痿病。心脏有热，原本下行的血脉就会逆而上行，上盛下虚就形成脉痿，关节像折了一样不能互相联系，足胫弛缓不能行走。肝脏有热，会使胆汁上泛而出现口苦，导致筋膜失去营养而干枯，就会挛急，发生筋痿。脾脏有热，会使胃内津液干燥而出现口渴、肌肉麻痹不仁，从而形成肉痿；肾脏有热，精液耗竭，会出现腰脊不能举动、骨髓枯减，最终形成骨痿。

黄帝问：痿症是怎样引起的呢？

岐伯答：肺是五脏之长，是心的华盖。遇到失意的事，或个人欲求不能满足，肺气就会郁结不畅，喘息有声，气郁化热使肺叶枯焦，所以说五脏都是因为肺叶枯焦，精气不能得不到营养而发生痿症的，说的就是这个道理。如果悲哀过度，气机郁结使心包络隔绝不通，阳气在内妄动，逼迫心血下崩，就会造成小便出血。所以《本病篇》中说：大的经脉空虚，可形成肌痹，最后变为脉痿。如果思虑过多而欲望又达不到，意志总是浮游在外，或者房事不加节制，都会使前阴弛纵痿弱，形成筋痿或白浊、白带等病。所以《下经》中说：筋痿之病发生于肝，是由于房事太过内伤精气引起的。有的人日渐感受湿邪，有在水湿的环境工作，水湿滞留在体内，又居潮湿之地，肌肉为湿所困，麻木不仁，最终形成肉痿。所以《下经》中说：肉痿是久居湿地引发的。如果长途跋涉，太过劳累，又逢炎热天气，津亏口渴，阳气化热内扰，邪热侵入肾脏，肾为水藏，现在水不能胜火，灼耗阴精，就会骨枯髓空，致使两足不能支持身体，最终形成骨痿。所以《下经》中说：骨痿是由于大热耗伤阴精所导致的。

黄帝问：怎么辨别各种痿病呢？

岐伯答：肺脏有热，面色发白、毛发干焦脱落；心脏有热，面色发红、血络充盈；肝脏有热，面色发青、爪甲枯槁；脾脏有热，面色发黄、肌肉蠕动；肾脏有热，面色发黑、牙齿枯槁。

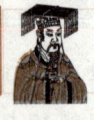

厥论篇第四十五

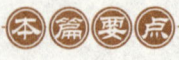

1. 对寒厥、热厥的病因、病机、病症特点进行论述。
2. 对六经厥证的病态表现和病机进行讨论。

原文

黄帝问曰：厥之寒热者，何也？岐伯对曰：阳气衰于下，则为寒厥，阴气衰于下，则为热厥。

帝曰：热厥之为热也，必起于足下者何也？岐伯曰：阳气起于足五指之表。阴脉者，集于足下而聚于足心，故阳气胜则足下热也。

帝曰：寒厥之为寒也，必从五指而上于膝者，何也？岐伯曰：阴气起于五指之里，集于膝下而聚于膝上故阴气胜，则从五指至膝上寒，其寒也不从外，皆从内。

帝曰：寒厥何失而然也？岐伯曰：前阴者，宗筋之所聚，太阴阳明之所合也。春夏则阳气多而阴气少，秋冬则阴气盛而阳气衰；此人者质壮，以秋冬夺于所用，下气上争，不能复，精气溢下，邪气因从之而上也。气因于中，阳气衰，不能渗营其经络，阳气日损，阴气独在，故手足为之寒也。

帝曰：热厥何如而然也？岐伯曰：酒入于胃，则络脉满而经脉虚，脾主为胃行其津液者也。阴气虚则阳气入，阳气入则胃不和，胃不和则精气竭，精气竭，则不营其四支也。此人必数醉若饱以入房，气聚于脾中不得散，酒气与谷气相薄，热盛于中，故热遍于身，内热而溺赤也。夫酒气盛而慓悍，肾气有衰，阳气独胜，故手足为之热也。

译文

黄帝问：厥病有寒有热，这是怎样形成的呢？岐伯答：阳气从足部开始衰竭，就形成寒厥；阴气从足部开始衰竭，就形成热厥。

黄帝问：热厥病的发热必从足底开始，这是为什么呢？岐伯答：阳气起始于足五趾的侧端，汇集于足底而聚汇到足心，所以阳气偏胜时，足下就会发热。

黄帝问：寒厥病的寒冷必先从足五趾开始，然后向上发展到漆部，这又是什么道理？岐伯答：阴气起于足五趾里侧，趋向于膝下聚集在膝上。所以阴气胜，寒冷就先起于足五趾，上行到膝上。这种寒冷，并非外寒入侵，而是内部阳虚导致的阴寒内生。

黄帝问：寒厥是怎样形成的？岐伯答：前阴是许多经脉聚集的地方，也

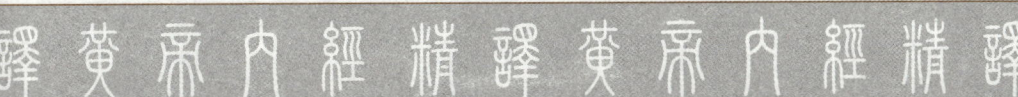

是太阴经和足阳明经会合的部位。一般来说，春夏季阳多而阴少，秋冬季阴盛而阳衰。寒厥患者，往往自恃形体壮实，在秋冬阳衰时不节制房事，使在下的阴气向上浮越，与阳相争，而阳气不能内藏，精气漏泄，阴寒之气就随之上逆，形成寒厥。寒邪潜居在体内，阳气就逐渐衰退，不能渗透营运在经络之中。这样，阳气日渐受损，阴气独盛，手足就发冷。

黄帝问：热厥又是如何形成的呢？岐伯答：酒入胃里，能使络脉中血液充满，而经脉反空虚。脾是帮助胃输送津液的，饮酒过度，脾无所输就会导致阴虚，阴虚则阳实，阳气实则胃气不和，胃气不和，水谷所生的精气就会衰减，精气衰减就难以营养四肢了。这种病人，由于经常酒醉、饱食后行房，酒食之气聚于脾而不宣散，酒气与谷气相搏，在内酝酿成热，以致全身发热，小便色赤。酒气盛而性烈，阴精日益衰退，阳气独胜，所以手足发热。

原　文

帝曰：厥，或令人腹满，或令人暴不知人，或至半日远至一日乃知人者，何也？

岐伯曰：阴气盛于上则下虚，下虚则腹胀满，阳气盛于上，则下气重上而邪气逆，逆则阳气乱，阳气乱则不知人也。

帝曰：愿闻六经脉之厥状病能也。

岐伯曰：巨阳之厥，则肿首头重，足不能行，发为眴仆。阳明之厥，则癫疾，欲走呼，腹满不得卧，面赤而热，妄见而妄言。少阳之厥，则暴聋颊肿而热，胁痛，胻不可以运。太阴之厥，则腹满䐜胀，后不利，不欲食，食则呕，不得卧。少阴之厥，则口干溺赤，腹满心痛。厥阴之厥，则少腹肿痛，腹胀，泾溲不利，好卧屈膝，阴缩肿，胻内热。

译　文

黄帝问：厥证有的使人腹部胀满，有的使人突然昏倒，不省人事，或者半天甚至一天时间才能苏醒，这是为什么呢？

岐伯答：阴气在上部偏盛，下部自然空虚，下部虚则水谷不化，引发腹部胀满；阳气偏盛于上，阴气也会并行于上，气机失常而逆乱，扰乱阳气，阳气一旦紊乱就不省人事了。

黄帝说：希望听听六经厥证的表现。

岐伯说：太阳经厥证，会发生头肿发重，脚不能行走，发作时眩晕昏倒。阳明经厥证，会引发为疯癫，奔跑叫喊，腹部胀满不能安卧，面红发热，神志不清，常出现幻觉，胡言乱语。少阳经厥证，会发生突发性耳聋，面颊肿而发热，两胁疼痛，小腿不能运动。太阴经厥证，腹部胀满，大便不爽，不思饮食，吃一点东西下去就会吐出来，不能安卧。少阴经厥症，会出现口干、小便色赤、腹胀满、心痛这一类表现。厥阴经厥证，可发生少腹肿痛，腹部胀满，大小便不利，喜欢屈膝而睡，前阴萎缩而肿，小腿内侧发热。

卷第十三

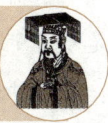

奇病论篇第四十七

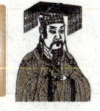

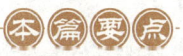

1. 对喑、息积、伏梁这样一些奇病的病因、病机、病症、治法及预后进行论述。

2. 提出疾病"无损不足，益有余"的治疗原则。

黄帝问曰：人有重身，九月而喑，此为何也？岐伯对曰：胞之络脉绝也。帝曰：何以言之？岐伯曰：胞络者，系于肾，少阴之脉，贯肾系舌本，故不能言。帝曰：治之奈何？岐伯曰：无治也，当十月复。《刺法》曰：无损不足，益有余，以成其疹。然后调之。所谓无损不足者，身羸瘦，无用镵石也；无益其有余者，腹中有形而泄之，泄之则精出，而病独擅中，故曰疹成也。

帝曰：病胁下满，气逆，二三岁不已，是为何病？岐伯曰：病名曰息积，此不妨于食，不可灸刺，积为导引服药，药不能独治也。

帝曰：人有身体髀股胻皆肿，环脐而痛，是为何病？岐伯曰：病名曰伏梁，此风根也。其气溢于大肠而著于肓，肓之原在脐下，故环脐而痛也。不可动之，动之为水溺涩之病也。

帝曰：人有病头痛以数岁不已，此安得之？名为何病？岐伯曰：当有所犯大寒，内至骨髓，髓者以脑为主，脑逆，故令头痛，齿亦痛，病名曰厥逆。

译　文

黄帝问：有的妇人怀孕九个月时，说话声音嘶哑，这是什么病呢？岐伯答：这是子宫的络脉被胎儿压迫阻塞而导致的。黄帝问：为什么这样说呢？岐伯答：子宫中的络脉连系着肾，而足少阴肾经贯穿肾脏，向上连系舌根，所以子宫中络脉受阻，说话就嘶哑甚至完全没声。黄帝问：怎样治疗呢？岐伯答：不需要治疗，胎满十月分娩之后自然就好了。《刺法》中说过，不要伤不足、补有余，意思是不要用泻法治虚损疾病，不以补法治实性疾病，以免造成新的疾病。所谓不要伤不足，是说怀孕而身体虚弱的人，不能用针石治疗以伤其正气。不能补有余，指的是腹中已经怀孕又用泻法，会耗伤精气，使病邪独留腹中，疾病便形成了。

黄帝问：有人胁下胀满，气上逆，两三年都不好，这是什么病呢？岐伯答：这叫"息积"，不妨碍饮食，不要用针灸治疗，应该长期用导引疗法来疏通气血，再结合药物慢慢调治，单纯靠药物也是难以治愈的。

黄帝问：人身体大腿根部、大腿、小腿都肿胀，环绕肚脐周围疼痛，这是什么疾病？岐伯答：这叫伏梁，由风邪久留体内造成的。邪气流溢于大肠外而留在肓膜，肓膜的根源在肚脐下，所以环绕肚脐作痛。这种病不可按摩，否则会造成小便涩滞不利。

黄帝问：有人头痛多年不愈，怎么得来的？是什么病呢？岐伯答：一定是受过严重的寒邪侵犯，寒气侵入骨髓，脑为髓海，寒邪由骨髓上逆脑部，使人头痛，牙齿也痛，叫做"厥逆"。

原 文

帝曰：有病口甘者，病名为何？何以得之？岐伯曰：此五气之溢也，名曰脾瘅。夫五味入口，藏于胃，脾为之行其精气，津液在脾，故令人口甘也，此肥美之所发也，此人必数食甘美而多肥也。肥者令人内热，甘者令人中满，故其气上溢，转为消渴。治之以兰，除陈气也。

帝曰：有病口苦，取阳陵泉。口苦者，病名为何？何以得之？岐伯曰：病名曰胆瘅。夫肝者，中之将也，取决于胆，咽为之使，此人者，数谋虑不决，故胆虚，气上溢而口为之苦。治之以胆募、俞，治在《阴阳十二官相使》中。

帝曰：人生而有病巅疾者，病名曰何？安所得之？岐伯曰：病名为胎病，此得之在母腹中时，其母有所大惊，气上而不下，精气并居，故令子发为巅疾也。

帝曰：有病疭然如有水状，切其脉大紧，身无痛者，形不瘦，不能食，食少，名为何病？岐伯曰：病生在肾，名为肾风，肾风而不能食，善惊，惊已，心气痿者死。

译 文

黄帝问道：有的病人口中发甜，是什么病？怎么得的？岐伯答：这叫脾瘅，是脾气泛溢于口中导致的。一般说来，饮食五味从口吃进后，贮藏于胃，再通过脾的运化作用，将水谷精微输送到全身脏腑组织起到滋润营养作用。若湿热蕴结于脾，脾气上溢，就会使人口中发甜，这是饮食过于肥美所造成的。得这种病的人，必定是经常吃甘肥厚味。肥腻的食物产生里热，甘甜的食物导致脾胃气滞而出现胃脘胀满，所以脾运失常，精气上溢，引起口甜，日久不愈还可转成消渴病。对付这种病，可用佩兰之类芳香化湿、醒脾辟浊的药物治疗，能够祛除脾胃的陈腐邪浊。

黄帝问：有的病人口中发苦，是什么病呢？怎么得的？岐伯答：这叫胆痹。肝为将军之官，取决于胆，肝的经脉上循咽喉，咽喉是肝胆的外使。这种人经常遇事优柔寡断，以致胆气不足，向上泛溢，就会出现口苦。治疗应针刺日月穴和胆俞穴，这种治法记载在《阴阳十二官相使》中。

黄帝问：有生下来就患癫痫的，是什么病？怎样得的？岐伯答：这叫胎病，胎儿在腹中时孕妇受到大的惊吓，气上逆不下，精气随之上逆，导致孩子生下来就有癫痫病。

黄帝问：有人面皮浮肿像有水肿的样子，脉象大而紧，身体不疼痛，形体也不消瘦，但不能吃东西或吃得很少，这是什么病？岐伯答：这病根本在肾，叫肾风。肾风严重到令人不能吃东西的阶段，往往使人多恐惧，恐惧后心气不能恢复，到心气衰竭的时候，就会死亡。

脉解篇第四十九

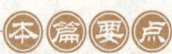

论述诸经脉在其所应时令中，受气候影响引起阴阳盛衰变化，导致疾病的机理，并用天人相应和四时阴阳消长理论解释其病变的机理。

原文

太阳所谓肿腰脽痛者，正月太阳寅，寅，太阳也。正月阳气出在上而阴气盛，阳未得自次也，故肿腰脽痛也。病偏虚为跛者，正月阳气冻解地气而出也。所谓偏虚者，冬寒颇有不足者，故偏虚为跛也。所谓强上引背者，阳气大上而争，故强上也。所谓耳鸣者，阳气万物盛上而跃，故耳鸣也。所谓甚则狂癫疾者，阳尽在上而阴气从下，下虚上实，故狂癫疾也。所谓浮为聋者，皆在气也。所谓入中为喑者，阳盛已衰，故为喑也。内夺而厥，则为喑俳，此肾虚也，少阴不至者，厥也。

少阳所谓心胁痛者，言少阳盛也。盛者心之所表也，九月阳气尽而阴气盛，故心胁痛也。所谓不可反侧者，阴气藏物也，物藏则不动，故不可反侧也。所谓甚则跃者，九月万物尽衰，草木毕落而堕，则气去阳而之阴，气盛而阳之下长，故谓跃。

译文

太阳经脉发生病变，出现腰臀肿胀疼痛的，是由于正月是一年中阳气生发的时期，月建在寅，所以正月属太阳，虽是阳气生发，但阴寒之气尚盛，阳气还不能达到最旺盛的程度而居于阴寒之气后，腰臀自然失于温养，引发肿胀疼痛。阳气偏虚，出现跛脚的，是由于正月阳气刚刚解冻，冻结的地气化解，与此相应，体内的阴寒偏盛，阳气不足，偏虚一侧就会出现跛足。出现头项强痛、牵引背脊的，是由于正月阳气生发，与阴寒相争，以致太阳经气不利引起的。出现耳鸣的，是由于阳气生发偏盛于头，耳窍被扰所造成的。出现癫狂的，是由于阳气升发太过，直逆脑部，逼阴气

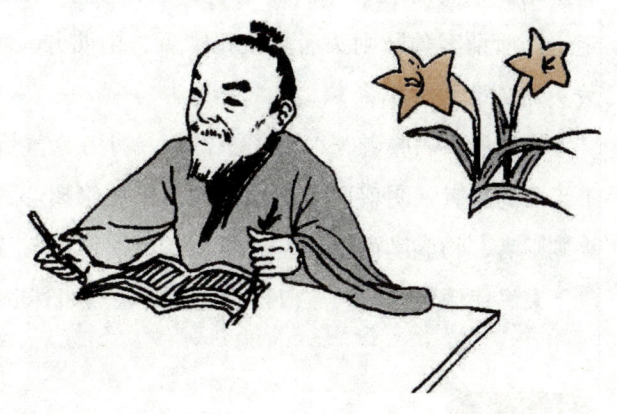

下降，下虚上实，扰乱神明造成的。出现耳聋的，是由于阳气浮逆蒙蔽耳窍的缘故。出现声哑不出的，是浮盛的阳气已经衰减，潜入内脏，而声窍失养造成的。房劳过度，耗伤阴精，出现虚阳上逆以致不能说话的，这是肾虚所导致的。少阴精气不达，还可形成厥逆病。

少阳经发生心口、两胁疼痛的病症，是少阳经邪盛造成的。少阳经邪气盛，病本在胆，少阳散络心包之表，发病必定连累到心。九月是阳气将尽而阴气渐盛的时候，所以心口、两胁发生疼痛。出现睡卧不能翻身的，是由于九月阴气渐盛，万物开始潜藏，潜藏则不动，所以不可翻身。出现跳跃的，是由于九月里万物衰败，草木凋零，人身的阳气也离开阳分而进入到阴分，阴气在上，阳气循经下行，活动于两足，所以容易出现跳跃。

原 文

阳明所谓洒洒振寒者，阳明者午也，五月盛阳之阴也，阳盛而阴气加之，故洒洒振寒也。所谓胫肿而股不收者，是五月盛阳之阴也。阳者衰于五月，而一阴气上，与阳始争，故胫肿而股不收也。所谓上喘而为水者，阴气下而复上，上则邪客于藏腑间，故为水也。所谓胸痛少气者，水气在藏腑也；水者阴气也，阴气在中，故胸痛少气也。所谓甚则厥，恶人与火，闻木音则惕然而惊者，阳气与阴气相薄，水火相恶，故惕然而惊也。所谓欲独闭户牖而处者，阴阳相薄也，阳尽而阴盛，故欲独闭户牖而居。所谓病至则欲乘高而歌，弃衣而走者，阴阳复争，而外并于阳，故使之弃衣而走也。所谓客孙脉则头痛鼻鼽腹肿者，阳明并于上，上者则其孙络太阴也，故头痛鼻鼽腹肿也。

太阴所谓病胀者，太阴子也，十一月万物气皆藏于中，故曰病胀。所谓上走心为噫者，阴盛而上走于阳明，阳明络属心，故曰上走心为噫也。所谓食则呕者，物盛满而上溢，故呕也。所谓得后与气则快然如衰者，十二月阴气下衰，而阳气且出，故曰得后与气则快然如衰也。

译 文

阳明经发生病变时，出现寒战发冷症状，是因阳明经气旺在五月，月建在午，正是阳盛阴衰的时候，阳气盛而再感阴寒，犹如往熊熊烈火中洒冷水，所以时不时会出现寒战发冷的状况。出现足胫肿胀而髋部不能屈伸的，是由于五月阳气极盛，盛极转衰，一阳始降，一阴初生，阴阳相争，致使阳明经气不和，就出现足胫肿胀、髋关节屈伸不利。出现气逆喘促发为水肿的，是由于阴气从下部上逆，邪气随之侵犯脏腑，造成水液停聚，水气不化，故为水肿病。出现胸痛少气的，是由于水气停留在脏腑，水属阴，阴气停留在脏腑之中，影响肺气的宣发肃降，扰乱气机，所以胸痛少气。病情十分严重而厥逆，厌恶见人和火光，听见木头碰击发出的声音就很恐惧的，是阳阴相争、水和火不相协调的缘故，所以出现害怕的症状。出现关闭门窗独处的，是由于阴阳相争，阳败阴胜，阴盛则喜静，所以病人喜欢关闭门窗独处。出现病发时就登高而歌、赤身裸体四处乱跑的，是由于阴阳剧烈相争，阳胜阴衰，邪气并于阳经，扰乱神明，所以出现脱衣乱跑的狂证。出现邪气侵犯孙络而发生头痛、鼻塞流涕、腹胀的，是因阳明经的邪气上犯与阳明经脉相合，并行于太阴经孙络，所以出现头痛、鼻塞流涕、腹胀等症。

太阴经有病变而胀满的，是由于太阴为阴中至阴，十一月月建在子，阴气最盛，是万物收藏的季节，人的阳气也藏聚腹中，所以容易发生腹部胀满的症状。所谓太阴之气上逆于心而发生嗳气的，是由于太阴气旺，向上侵入足阳明胃经，阳明胃经的络脉又通于心，所以循经犯心就可导致嗳气。吃了食物而呕吐的，是因为暴饮暴食，不能消化，胃中盛满而上溢，所以呕吐。病人大便通下或排气之后就倍感舒服的，是因为十二月阴盛极而渐衰，阳气渐出，所以一旦大便通利或放出矢气，就感到舒服，腹胀满的症状也减轻。

原 文

少阴所谓腰痛者，少阴者肾也。十月万物阳气皆伤，故腰痛也。所谓呕、咳、上气、喘者，阴气在下，阳气在上，诸阳气浮，无所依从，故呕、咳、上气、喘也。所谓色色不能久立久坐，起则目䀮䀮无所见者，万物阴阳不定未有主也。秋气始至，微霜始下，而方杀万物，阴阳内夺，故目䀮䀮无所见也。所谓少气善怒者，阳气不治，阳气不治，则阳气不得出，肝气当治而未得，故善怒，善怒者，名曰煎厥。所谓恐如人将捕之者，秋气万物未有毕去，阴气少，阳气入，阴阳相薄，故恐也。所谓恶闻食臭者，胃无气，故恶闻食臭也。所谓面黑如地色者，秋气内夺，故变于色也。所谓咳则有血者，阳脉伤也。阳气未盛于上而脉满，满则咳，故血见于鼻也。

厥阴所谓㿗疝，妇人少腹肿者，厥阴者辰也，三月阳中之阴，邪在中，故曰㿗疝少腹肿也。所谓腰脊痛不可以俯仰者，三月一振荣华，万物一俯而不仰也。所谓㿗癃疝肤胀者，曰阴亦盛而脉胀不通，故曰㿗癃疝也。所谓甚则嗌干热中者，阴阳相薄而热，故嗌干也。

译文

少阴经脉病变为腰痛的,是因为足少阴经应十月,十月,天地间万物的阳气都被抑制,人体的少阴阳气也显不足,腰为肾之府,失去肾阳的温养就会出现腰痛的症状。出现呕吐、咳嗽、气逆、喘息的,是因为阴气盛于下,阳气浮越在上而无所依附,肺胃之气随之上逆,就出现呕吐、咳嗽、气逆、喘息的症状。所谓身体衰弱不能久立久坐,起身就眼花视物不清的,是因为自然界阴阳交替,尚无定局,秋季肃杀之气来临,微霜开始出现,万物因受肃杀而衰退,同样的,人体内的阴阳之气也衰减,所以久坐起身就会视物不清。所谓少气而喜欢发怒的,是因为秋天阳气失去了正常的治理,少阳经阳气不得外出郁滞在内,肝气郁结不得疏泄,所以容易发怒,病名叫做"煎厥"。出现经常神志不安担心有人来抓自己的,是由于秋天阴气始生,万物阳气还有残留,人体同样是阴气少、阳气入,阴阳交争,循经入肾,就会引发惶恐不安的情绪来。出现厌恶食物气味的,是因为胃火不足,不能温养化源,致使胃气虚弱到失去消化功能,所以厌恶食物气味。那些面色漆黑如土色的,是因为秋天肃杀之气耗散内藏精华而致肾虚,所以面色变黑。咳嗽而鼻出血的,是上焦阳脉损伤,阳气并没有冲盛在上部,血液充斥于脉管,上部脉满则肺气不利,故咳嗽,络脉损伤就会出现鼻出血。

厥阴经脉病变出现癫疝、妇人少腹肿等症状的,是因为厥阴配属于三月,月建为辰。三月阳气方生、阴气将尽,阳中有阴,阴邪积聚在厥阴经脉,就容易得癫疝、少腹肿胀疼痛等。腰脊疼痛而不能前俯后仰的,是由于三月阳气振奋,万物生发茂盛,但余寒未尽,如果阳气受到寒邪的抑制,不能鼓动于外,就容易腰脊疼痛,难以俯仰。癫疝、癃闭、疝气、肌肤肿胀等病症,是由于阴邪偏盛侵犯厥阴,让厥阴经脉胀塞不通,厥阴经脉循阴器、抵小腹,容易引起癫疝、癃闭、疝气等外生殖器病症。咽干而里热的,是由于阴阳相争,产生内热,热灼咽窍,所以咽喉发干。

卷第十四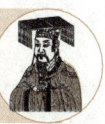

刺志论篇第五十三

本篇要点

从气与形、谷与气、脉与血方面论述人体虚实的正常与反常，阐述了疾病虚证、实证形成的原因和机理，提醒人们在日常生活需要注意的地方。

原 文

黄帝问曰：愿闻虚实之要。

岐伯对曰：气实形实，气虚形虚，此其常也，反此者病。谷盛气盛，谷虚气虚，此其常也，反此者病。脉实血实，脉虚血虚，此其常也，反此者病。

帝曰：如何而反？

岐伯曰：气虚身热，此谓反也。谷入多而气少，此谓反也。谷不入而气多，此谓反也。脉盛血少，此谓反也。脉小血多，此谓反也。气盛身寒，得之伤寒，气虚身热，得之伤暑。谷入多而气少者，得之有所脱血，湿居下也。谷入少而气多者，邪在胃及与肺也。脉小血多者，饮中热也；脉大血少者，脉有风气，水浆不入，此之谓也。

夫实者，气入也；虚者，气出也；气实者，热也；气虚者，寒也。

译 文

黄帝说：希望听先生讲讲虚实的要领。

岐伯说：人的正气充盈形体就强健，正气不足形体就会虚弱，这是正常的生理状态，如果与此相反就是病态。人胃口好吃得多，正气就会旺盛，胃口不好吃得少正气就会偏虚，这是正常现象，与此相反也是病态。脉搏实而有力则血液充盛，脉搏小而细弱则血液不足，这是正常现象，与此相反的就是病态。

黄帝问：反常现象是怎样的呢？

岐伯答：正气旺盛身体反倒觉得寒冷是反常，正气虚弱身体反倒发热是反常，饮食虽多但是正气却不足是反常，饮食不进反而正气旺盛是反常，脉搏实而有力而血量不足是反常，脉搏细小而血量充盛的也是反常。正气旺盛而身体寒冷是被寒邪所伤，正气不足而身体发热是被暑热所伤，饮食虽多而正气不足是由于失血或湿邪聚居于下部，饮食少而正气旺盛是邪气在胃肺的缘故，脉搏细小而血量充盛是由于饮酒多而中焦有热的缘故。脉搏实而有力而血量不足是由于风邪侵入脉中并且不进汤水的缘故。这些就是虚实反常的机理。

所谓实证，是邪气侵入人体后而显出的亢盛状态；所谓虚证，是正气外泄后的虚弱状态。邪气实的多表现为热象，正气虚的多表现为寒象。

卷第十五

经络论篇第五十七

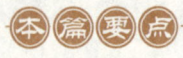

1. 指出经脉与五脏相通连，五脏之色、经脉之色、阴络之色是相对不变的，而阳络之色却是时常变化的。

2. 指出阳络色泽变化的原因，可从浮现在外边的阳络颜色变化来了解疾病。

〖原　文〗

黄帝问曰：夫络脉之见也，其五色各异，青黄赤白黑不同，其故何也？岐伯对曰：经有常色而络无常变也。

帝曰：经之常色何如？岐伯曰：心赤、肺白、肝青、脾黄、肾黑，皆亦应其经脉之色也。

帝曰：络之阴阳，亦应其经乎？岐伯曰：阴络之色应其经，阳络之色变无常，随四时而行也。寒多则凝泣，凝泣则青黑；热多则淖泽，淖泽则黄赤。此皆常色，谓之无病。五色具见者，谓之寒热。

〖译　文〗

黄帝问：络脉显现在外部，它们的颜色各不相同，有青色、黄色、红色、白色、黑色，这是为什么呢？岐伯答：经脉的颜色不变，络脉的颜色则常常变化不定。

黄帝问：经脉不变的颜色是怎样的？岐伯答：心是红色，肺是白色，肝是青色，脾是黄色，肾是黑色。五脏的这些颜色，都与五脏所属的经脉颜色相应。

黄帝问：阴络和阳络也与经脉的主色相应吗？岐伯答：阴络的颜色与经脉的主色相应，阳络的颜色变化无常，随着四时的推移而变化。秋冬寒凉，血液运行容易迟滞，多出现青黑色；春夏炎热，气血润泽，运行滑利，多出现黄赤色。这些都是正常的颜色，是没有疾病的表现。假如五种颜色都显现出来，说明寒热严重失调。

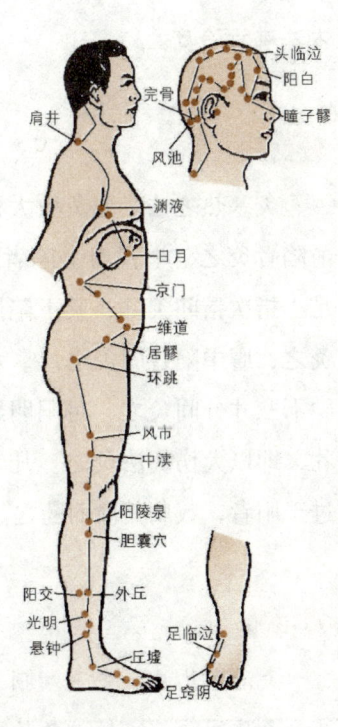

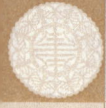

卷第十六

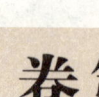

骨空论篇第六十

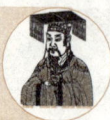

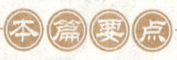

介绍了寒热、犬咬、伤食等病的灸治方法,指出灸治无效时应结合其他方法进行治疗。

【原　文】

灸寒热之法,先灸项大椎,以年为壮数;次灸橛骨,以年为壮数。视背俞陷者灸之,举臂肩上陷者灸之,两季胁之间灸之,外踝上绝骨之端灸之,足小指次指间灸之,腨下陷脉灸之,外踝后灸之。缺盆骨上切之坚痛如筋者灸之,膺中陷骨间灸之,掌束骨下灸之,脐下关元三寸灸之,毛际动脉灸之,膝下三寸分间灸之,足阳明跗上动脉灸之,巅上一灸之。犬所啮之处灸之三壮,即以犬伤病法灸之。凡当灸二十九处。伤食灸之,不已者,必视其经之过于阳者,数刺其俞而药之。

【译　文】

灸治寒热症,先灸颈项后面的大椎穴,根据患者年龄决定艾灸的壮数;其次灸尾闾穴,同样以年龄决定壮数。观察背部有凹陷的地方用灸法,手臂上举在肩上有凹陷的地方用灸法,两侧季胁京门穴用灸法,足外踝上绝骨穴

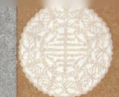

处用灸法，足小趾与次趾之间用灸法，腨下间凹陷处的经脉用灸法，外踝后昆仑穴用灸法，缺盆骨上方按上去像筋骨一样坚硬而疼痛的地方用灸法，膺部骨间凹陷处的天突穴用灸法，手腕部的横骨之下大陵穴用灸法，脐下三寸关元穴用灸法，阴毛边缘的动脉跳动处的气冲穴用灸法，膝下三寸三里穴用灸法，足阳明经所行足背的动脉处冲阳穴用灸法，头顶上的百会穴用灸法。被狗咬伤的，先在被咬处灸三壮，再按常规治伤病法来灸治。以上灸治寒热症的部位共有二十九处。因伤食而使用灸法病仍不好的，必须仔细观察其阳邪过盛的地方，多刺它的俞穴，再用药物调治。

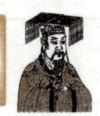 水热穴论篇第六十一

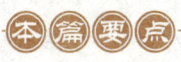

1. 对水肿病的病因、症状和病理变化进行论述。
2. 指出治疗水肿病的五十七个穴位的部位，以及它们与脏气的关系。
3. 指出治疗热病的五十七穴的部位及主治范围。

原　文

黄帝问曰：少阴何以主肾？肾何以主水？岐伯对曰：肾者至阴也，至阴者盛水也，肺者太阴也，少阴者冬脉也。故其本在肾，其末在肺，皆积水也。

帝曰：肾何以能聚水而生病？岐伯曰：肾者，胃之关也。关门不利，故聚水而从其类也。上下溢于皮肤，故为胕肿。胕肿者，聚水而生病也。

帝曰：诸水皆生于肾乎？岐伯曰：肾者，牝藏也，地气上者属于肾，而生水液也，故曰至阴。勇而劳甚则肾汗出，肾汗出逢于风，内不得入于藏腑，外不得越于皮肤，客于玄府，行于皮里，传为胕肿，本之于肾，名曰风水。所谓玄府者，汗空也。

帝曰：水俞五十七处者，是何主也？岐伯曰：肾俞五十七穴，积阴之所聚也，水所从出入也。尻上五行，行五者，此肾俞。故水病下为胕肿、大腹，

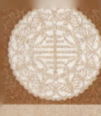

上为喘呼，不得卧者，标本俱病，故肺为喘呼，肾为水肿，肺为逆不得卧，分为相输俱受者，水气之所留也。伏菟上各二行，行五者，此肾之街也。三阴之所交结于脚也。踝上各一行，行六者，此肾脉之下行也，名曰太冲。凡五十七穴者，皆藏之阴络，水之所客也。

帝曰：夫子言治热病五十九俞，未能领别其处，愿闻其处，因闻其意。岐伯曰：头上五行，行五者，以越诸阳之热逆也。大杼、膺俞、缺盆、背俞，此八者，以泻胸中之热也。气街、三里、巨虚上下廉，此八者，以泻胃中之热也。云门、髃骨、委中、髓空，此八者，以泻四支之热也。五藏俞傍五，此十者，以泻五藏之热也。凡此五十九穴者，皆热之左右也。

帝曰：人伤于寒而传为热，何也？岐伯曰：夫寒盛则生热也。

译 文

黄帝问：少阴为什么主肾？肾又为什么主水呢？岐伯答：肾是至阴之脏，水属阴，所以肾主管水液代谢。肺属太阴，肾属少阴，少阴在冬季最旺，所以水肿病的根本在肾，标末在肺。肺肾两脏功能失常，都可使水液停积成病。

黄帝问：肾为什么积水而发病呢？岐伯答：肾好比胃的闸门，闸门失灵了，蓄水泄水不协调，水液全部积聚泛溢到全身皮肤，就形成水肿，水肿就是水液积聚形成的病变。

黄帝问：所有的水肿都是由肾引起的么？岐伯答：肾属阴，人体的水液都由肾阳蒸化，因气化而生为水液，所以肾是阴极之脏。假如自恃身体强壮，行事勇猛，劳倦过度，损伤肾气，肾气不固便会出虚汗，若恰逢风邪侵袭，汗孔骤闭，向内不能回到脏腑，向外又不能从皮肤排泄，停滞在汗孔，渗透在皮肤之间，便出现皮肤水肿。这种病的根本在于肾虚感受风邪，所以叫"风水"。玄府就是纤孔。

黄帝问：治疗水肿病的俞穴有五十七个，它们为哪脏所主？

岐伯答：肾俞五十七个穴位是阴气积聚的地方，也是水液出入之处。尾骶骨上有五行穴位，每行五穴，一共二十五穴，都是肾的俞穴。水肿病表现

在下部为浮肿、腹部胀大，上部为呼吸喘急、不能平卧，这是肺与肾都发生了病变。喘呼属肺，水肿属肾，肺为上逆之水气所迫，就不能平睡。肺肾病的表现各不相同，但本是互相输应的，现在同时受病了，是水气稽留的缘故。伏菟穴上方各有两行穴位，每行五穴，四行一共二十穴，这是肾气循行的通道，与肝脾二经交结于足部。足内踝上方各有一行穴位，每行六个穴位，一共十二穴，这是肾经下行的部分，叫太冲。以上共五十七穴，都隐藏在人体下部或较深的络脉中，也是水液容易停聚的地方。

黄帝问：先生所说治疗热病的五十九穴，我不能分清它们所在的部位和作用，想听您讲讲。岐伯答：头上五行，每行五穴，能够发散阳经上逆的热邪。大杼、膺俞、缺盆、背俞这八穴，能泻除胸中热邪。气街、三里、上巨虚、下巨虚这八穴可泻胃中热邪。云门、髃骨、委中、髓空这八穴，可除四肢热邪。五脏俞穴左右各五穴，这十穴可泻五脏热邪。以上五十九个穴位，都是热邪所经过的，可以用针刺来泻热。

黄帝问：人受了寒邪会转为热病，是为什么呢？岐伯答：寒邪太过，就会郁而发热。

卷第十七

调经论篇第六十二

本篇要点

1. 对人体神、气、血、形、志的虚实的病因、病机、证候特点以及取穴的原则进行了论述。

2. 说明经络是气血流行并沟通脏腑内外的通道，邪气也可由此传入脏腑或传出体表，治疗疾病要重视调治经络。

3. 论述了阴阳虚实、内外寒热发生的机理。

原　文

黄帝问曰：余闻《刺法》言，有余泻之，不足补之，何谓有余？何谓不足？岐伯对曰：有余有五，不足亦有五，帝欲何问？

帝曰：愿尽闻之。岐伯曰：神有余，有不足；气有余，有不足；血有余，有不足；形有余，有不足；志有余，有不足。凡此十者，其气不等也。

帝曰：人有精气、津液、四支、九窍、五藏十六部，三百六十五节，乃生百病，百病之生，皆有虚实。今夫子乃言有余有五，不足亦有五，何以生之乎？

岐伯曰：皆生于五藏也。夫心藏神，肺藏气，肝藏血，脾藏肉，肾藏志，而此成形。志意通，内连骨髓而成身形五藏。五藏之道，皆出于经隧，以行血气。血气不和，百病乃变化而生，是故守经隧焉。

译　文

黄帝问：我听《刺法》上说，病属有余的用泻法，属不足的用补法。什么是有余，什么是不足呢？岐伯答：有余的有五种，不足的也有五种，您要问哪一种呢？

黄帝说：我都想听一听。岐伯说：神有有余和不足，气有有余和不足，血有有余和不足，形有有余和不足，志有有余和不足。这十种情况，根据气血盛衰各不相同。

黄帝问：人有精、气、津液、四肢、九窍、五脏、十六条经脉、三百六十五个穴位，能够生出百病，而各种疾病的发生都有虚实。现在先生说病属有余和属不足的各自只有五种，它们究竟是怎样发生的呢？

岐伯答：五种有余不足都由五脏发生。心藏神，肺藏气，肝藏血，脾藏肉，肾藏志，组成了人的形体。保持志意通达，内与骨髓联系，才能使身形与五脏之间相互为用，使形体成为一个整体。五脏之间相互联系的通道，都是出自经脉，从而使血气得以运输通达。若血气不和，各种疾病便会由此而生，所以要保持经脉通畅，不失其常。

原　文

帝曰：神有余不足何如？岐伯曰：神有余则笑不休，神不足则悲。血气未并，五藏安定，邪客于形，洒淅起于毫毛，未入于经络也。故命曰神之微。

帝曰：气有余不足奈何？岐伯曰：气有余则喘咳上气，不足则息利少气。血气未并，五藏安定，皮肤微病，命曰白气微泄。

帝曰：血有余不足奈何？岐伯曰：血有余则怒，不足则恐，血气未并，五藏安定，孙络水溢，则经有留血。

帝曰：形有余不足奈何？岐伯曰：形有余则腹胀，泾溲不利。不足则四支不用，血气未并，五藏安定。肌肉蠕动，命曰微风。

帝曰：志有余不足奈何？岐伯曰：志有余则腹胀飧泄，不足则厥。血气未并，五藏安定，骨节有动。

译　文

黄帝问：神有余和不足有什么症状？岐伯答：神有余会大笑不止，神不足会生出悲忧。如果人体气血和调，五脏安定，病邪就只能侵犯肌表，会有恶寒、毫毛竖起、起鸡皮疙瘩之类的状况，这时病邪并没有侵入经络，叫做神之微病。

黄帝问：气有余和不足有什么症状？岐伯答：气有余会喘咳、上逆，不足会鼻塞、呼吸不利、气短。如果气血和调，五脏安定，病邪只是侵入皮肤，对肺的功能活动影响不大，叫肺气微虚。

黄帝问：血有余和不足会有什么症状？岐伯答：血有余容易发怒，不足容易恐惧。邪气还没与气血相并时，五脏安定，邪气仅稽留在孙络，盛满外溢到经脉，经脉就会有血液留滞。

黄帝问：形有余和不足有什么症状？岐伯答：形有余会腹部胀满、大小便不利，形不足会手脚不能运用。邪气没有与气血并聚时，五脏安定，邪气侵犯肌肉，使肌肉有蠕动的感觉，叫微风。

黄帝问：志有余和不足有什么症状？岐伯答：志有余会出现腹胀、拉肚子，不足会出现手足厥冷。邪气还没有与气血相并时，五脏安定，只是骨节里有轻微震动的感觉。

原文

帝曰：余已闻虚实之形，不知其何以生？岐伯曰：气血以并，阴阳相倾，气乱于卫，血逆于经，血气离居，一实一虚。血并于阴，气并于阳，故为惊狂。血并于阳，气并于阴，乃为炅中。血并于上，气并于下，心烦惋善怒。血并于下，气并于上，乱而喜忘。

帝曰：血并于阴，气并于阳，如是血气离居，何者为实？何者为虚？岐伯曰：血气者，喜温而恶寒，寒则泣不能流，温则消而去之，是故气之所并为血虚，血之所并为气虚。

帝曰：人之所有者，血与气耳。今夫子乃言血并为虚，气并为虚，是无实乎？岐伯曰：有者为实，无者为虚，故气并则无血，血并则无气。今血与气相失，故为虚焉。络之与孙脉俱输于经，血与气并，则为实焉。血之与气，并走于上，则为大厥，厥则暴死，气复反则生，不反则死。

帝曰：实者何道从来？虚者何道从去？虚实之要，愿闻其故。岐伯曰：夫阴与阳皆有俞会。阳注于阴，阴满之外，阴阳匀平，以充其形，九候若一，命曰平人。夫邪之生也，或生于阴，或生于阳。其生于阳者，得之风雨寒暑；其生于阴者，得之饮食居处，阴阳喜怒。

译文

黄帝说：虚实的症状我已经知道了，但还不了解它是怎么发生的。岐伯说：由于邪气与气血相并，气血逆乱，阴阳失去平衡，气乱于卫分，血逆行于经络，血气离了本位，便形成一虚一实的现象。如果血与阴邪相并，气与阳邪相并，容易发生惊狂。如果血与阳邪相并，气与阴邪相并，就会生内热。

如果血与邪气在人体上部逆乱，气与邪气在人体下部逆乱，就会使人心中烦闷、时常发怒。如果血逆乱于下部，气逆乱于上部，就会使人烦乱、健忘。

黄帝问：血与阴邪交并，气与阳邪交并，像这样血气各离其所的病症，虚实又是怎样的呢？岐伯答：血气都喜暖而恶寒，因为寒冷会使气血滞涩而流行不畅，温暖可使滞涩的气血消散运行。所以，气并于阳则气实而血虚；血并于阴则血实而气虚。

黄帝问：人身最重要的，莫过于血和气。现在先生说血并于阴是气虚，气并于阳是气虚，难道没有实证吗？岐伯答：多余就是实，缺乏就是虚。所以气并于阳则血少，为血虚，血并于阴则气少，为气虚，现在血和气各离其所不能相济，所以也成了虚证了。络脉和孙脉的气血都输注于经脉，如果血气相并，就成为实了。如血与气并，循经上逆，就会发生大厥之病，症状是突然昏厥如同突然死亡。如果气血能及时下行就可以活过来，否则就会真的死去。

黄帝问：实证是从什么途径来的？虚证又是从什么渠道去的？虚实的关键，希望听您讲一讲其中的缘由。岐伯答：阴经和阳经，都有输入和会合的俞穴。阳经气血充满了就灌注到阴经，阴经气血充满了就流走他处，营养身形，这样阴阳得以平衡，人的形体得以充实。人体三部九候的脉象表现一致，才能称为健康的人。但凡邪气产生的病变，有从外部侵入的，有从体内产生的。从外部侵入的，是受了风雨寒暑的侵袭；从体内产生的，是饮食不节、起居失常、情欲过度、喜怒无常的缘故。

原　文

帝曰：风雨之伤人奈何？岐伯曰：风雨之伤人也，先客于皮肤，传入于孙脉，孙脉满则传入于络脉，络脉满则输于大经脉，血气与邪并客于分腠之间，其脉坚大，故曰实。实者外坚充满，不可按之，按之则痛。

帝曰：寒湿之伤人奈何？岐伯曰：寒湿之中人也，皮肤不收，肌肉坚紧，荣血泣，卫气去，故曰虚。虚者聂辟气不足，按之则气足以温之，故快然而不痛。

素问篇

帝曰：阴之生实奈何？岐伯曰：喜怒不节则阴气上逆，上逆则下虚，下虚则阳气走之。故曰实矣。

帝曰：阴之生虚奈何？岐伯曰：喜则气下，悲则气消，消则脉虚空。因寒饮食，寒气熏满，则血泣气去，故曰虚矣。

帝曰：《经》言阳虚则外寒，阴虚则内热，阳盛则外热，阴盛则内寒，余已闻之矣，不知其所由然也。岐伯曰：阳受气于上焦，以温皮肤分肉之间，令寒气在外，则上焦不通，上焦不通，则寒气独留于外，故寒栗。

帝曰：阴虚生内热奈何？岐伯曰：有所劳倦，形气衰少，谷气不盛，上焦不行，下脘不通，胃气热，热气熏胸中，故内热。

帝曰：阳盛生外热奈何？岐伯曰：上焦不通利，则皮肤致密，腠理闭塞，玄府不通，卫气不得泄越，故外热。

帝曰：阴盛生内寒奈何？岐伯曰：厥气上逆，寒气积于胸中而不泻，不泻则温气去，寒独留，则血凝泣，凝则脉不通，其脉盛大以涩，故中寒。

译文

黄帝问：风雨之邪是怎样伤人的呢？岐伯答：风雨之邪伤人，先侵犯皮肤，再侵入孙脉，孙脉满后再传络脉，络脉满后就注入大的经脉。血气与邪气相并聚于肌肉腠理之间，可以摸到经脉大而有力，属实证。实证受邪部位的外表多坚实充满，不可触按，一旦按压就会疼痛难忍。

黄帝问：寒湿之邪是怎样伤人的呢？岐伯答：寒湿之邪侵袭体表，会使皮肤失去收缩的功能，肌肉肿胀坚硬，营血凝涩不行，卫气耗伤，属虚证。大凡虚证，都是因为正气虚弱，病处失养，所以患处的皮肤就松弛皱起，气短不够用。适当揉按患处，气血流通，患处得到阳气温养，就会舒服而不疼痛。

黄帝问：从内而生的实证是怎样产生的呢？岐伯答：喜怒不加节制会使肝气上逆，肝气上逆下部就会空虚，下部空虚则阳邪乘虚而入，就会形成实证。

黄帝问：从内而生的虚证又是如何产生的呢？岐伯答：过分喜乐，心气涣散就会向下陷，过分悲哀则会使肺气耗散。心肺气虚，血脉就会空虚无力，要是再吃过多寒凉的食物，寒邪充满于内，伤及脏器，使血涩滞而气耗散，就形成虚证。

黄帝说：《医经》上所说的阳虚就会生外寒，阴虚就会生内热，阳盛会生外热，阴盛会生内寒。我听到过这种说法，但不知原因是什么。岐伯说：诸阳都是由上焦的肺气输布的，以达到温煦皮肤肌肉的目的，寒气从外部侵袭，使上焦不宜通，阳气不能达于肌表温煦皮肤肌肉，寒气则留于肌表，就会发生恶寒战栗的状况。

黄帝问：阴虚生内热是怎么一回事呢？岐伯答：过度劳倦伤脾，脾虚运化失常就会造成形气衰少，不能转输水谷精微，这样就造成上焦不能宣发五谷气味、下脘不能化水谷之精，胃气郁而生热，热气上熏胸中，也就发生内热。

黄帝问：阳盛生外热又是怎么一回事呢？岐伯答：如果上焦不通利，使皮肤致密、腠理闭塞、汗孔不通，这样一来卫气就得不到发泄散越，淤积起来就生外热。

黄帝问：阴盛生内寒的机理是怎样的？岐伯答：如果寒厥之气上逆，寒气积于胸中不得下泄，必然会耗伤阳气，阳气耗散就造成寒气独留的局面，寒性凝敛，造成营血滞涩而血脉不畅通，脉搏大而涩，就会形成胸中寒盛的"中寒"病。

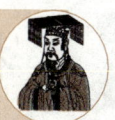

素问篇

卷第十八

四时刺逆从论篇第六十四

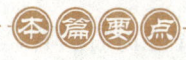

指明脏腑经脉之气与四时气候变化是相应的，治疗疾病和调养身体都需要顺应四时的变化，才能取得良好的效果。

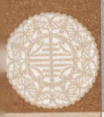

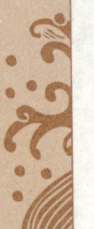

《原　文》

春者天气始开，地气始泄，冻解冰释，水行经通，故人气在脉。夏者经满气溢，入孙络受血，皮肤充实。长夏者，经络皆盛，内溢肌中。秋者天气始收，腠理闭塞，皮肤引急。冬者盖藏，血气在中，内著骨髓，通于五藏。是故邪气者，常随四时之气血而入客也。至其变化不可为度，然必从其经气，辟除其邪，除其邪则乱气不生。

《译　文》

春天，天气开始升发，地气也开始发泄，土已经解冻，冰也融化，河道畅通水流顺畅，与此相应，人身之气也运行于经脉。夏天，经脉血气充盛，气血流溢到孙络，皮肤得以充实。长夏，经脉和络脉的气血都很充盛，能充分地滋润肌肉。秋天，天气收敛，人体腠理闭塞，皮肤随之收缩。冬主闭藏，人身的血气收藏在内，附着于骨髓，内通五脏。因此，邪气常常随着人体在四时气血的不同情况而入侵，它们的具体变化难以揣度。所以，对疾病的治疗，必须顺应四时经气的变化来祛除邪气，祛除邪气，人体就不会产生逆乱之气了。

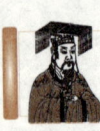

标本病传论篇第六十五

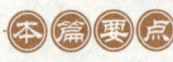

1. 论述了疾病的标本，举例说明标本在临床中的运用。
2. 提出疾病治疗"急则治标、缓则治本、视情况标本兼治"的基本原则。

《原　文》

先病而后逆者，治其本；先逆而后病者，治其本；先寒而后生病者，治其本；先病而后生寒者，治其本；先热而生病者，治其本；先热而后生中满者，治其标；先病而后泄者，治其本；先泄而后生他病者，治其本，必先调之，乃治其他病；先病而后生中满者，治其标；先中满而后烦心者，治其本。

人有客气，有同气。小大不利，治其标；小大利，治其本。病发而有余，本而标之，先治其本，后治其标。病发而不足，标而本之，先治其标，后治其本。谨察间甚，以意调之；间者并行，甚者独行，先以小大不利而后生病者，治其本。

译 文

先病为本，后导致的气血逆乱为标，应先治其本；先气血逆乱为本，后导致的病变为标，亦应先治其本；先感受寒邪为本，后产生的病变为标，应先治其本；先发生病变为本，后出现的寒冷为标，亦应先治其本；先感受热邪为本，后产生的病变为标，应先治其本；先感受的热邪为本，后出现的腹部胀满为标，就应先治其标；先发生病变为本，后导致的腹泻为标，应先治其本；先出现腹泻为本，后导致其他病证的为标，亦应先治其本，一定要在大便调畅后，才能治疗其他病证。先发生的病变为本，后导致的腹部胀满为标，应先治其标；先出现的腹部胀满为本，后导致的心烦恼安为标，应先治其本。

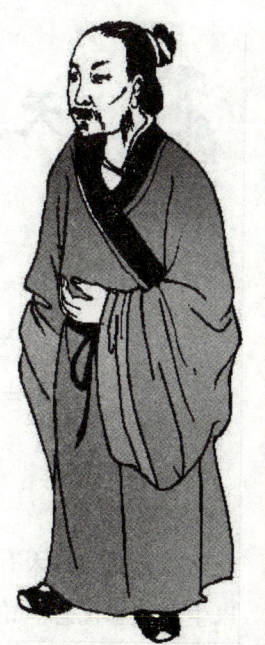

人体生病有正邪两气的相互作用，凡是大小便不利的，先通利大小便来治标，大小便通利则治本病。疾病发作表现为邪气有余的实证，要用本而标之的治法，先祛邪治其本，后调理气血、恢复生理功能治其标；如果疾病发作表现为正气不足的虚证，就用标而本之的治法，先固护正气防止虚脱治其标，后祛除邪气治其本。总之，必须谨慎观察疾病的轻重深浅、缓急，用心调理。凡是病轻或缓解期，可标本同治；病重的或发作期，要采用专一的治本或治标的方法。另外，如果先有大小便不利而后并发其他疾病的，应当先治本病。

卷第十九

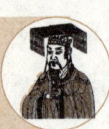

天元纪大论篇第六十六

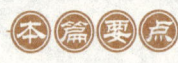

1. 讨论了时令气候变化的根本原因和一般规律。

2. 提出了五运六气学说的基本概念和基本法则，指出五运六气与天地四时气候变化、万物生长衰老存在密切的关系。

原　文

黄帝问曰：天有五行，御五位，以生寒暑燥湿风。人有五藏，化五气，以生喜怒思忧恐。论言五运相袭而皆治之，终期之日，周而复始，余已知之矣。愿闻其与三阴三阳之候奈何合之。

鬼臾区稽首再拜对曰：昭乎哉问也。夫五运阴阳者，天地之道也，万物之纲纪，变化之父母，生杀之本始，神明之府也，可不通乎！故物生谓之化，物极谓之变，阴阳不测谓之神，神用无方谓之圣。夫变化之为用也，在天为玄，在人为道，在地为化，化生五味，道生智，玄生神。神在天为风，在地为木；在天为热，在地为火；在天为湿，在地为土；在天为燥，在地为金；在天为寒，在地为水。故在天为气，在地成形，形气相感而化生万物矣。然天地者，万物之上下也；左右者，阴阳之道路也；水火者，阴阳之征兆也；金木者，生成之终始也。气有多少，形有盛衰，上下相召而损益彰矣。

帝曰：愿闻五运之主时也，何如？鬼臾区曰：五气运行，各终期日，非独主时也。

帝曰：请闻其所谓也。鬼臾区曰：臣积考《太始天元册》，文曰：太虚寥廓，肇基化元，万物资始，五运终天，布气真灵，揔统坤元，九星悬朗，七曜周旋，曰阴曰阳，曰柔曰刚，幽显既位，寒暑弛张，生生化化，品物咸章。臣斯十世，此之谓也。

译 文

黄帝问：天有木、火、土、金、水五行，主东、西、南、北、中五方位，产生寒、暑、燥、湿、风等气候变化。人有五脏化生五气，产生喜、怒、思、忧、恐等情志。《六节脏象论》中说，五运之气相承袭，各有主治的季节，一年终结又重新开始运行。这些我已经知道了，希望再听听五运与三阴三阳六气之间是怎样结合的。

鬼臾区再次鞠躬行礼后回答：这个问题很高明啊！五运和阴阳是天地间的根本规律，是分析归纳自然万物的总纲，是万物变化的起源，是生长毁灭的根本，是事物运动变化的内在动力及其外在表现的关键所在，怎么能不通晓这些道理呢？事物的开始发生叫做"化"，发展到极点叫做"变"，阴阳的变幻莫测叫做"神"，能掌握和运用这种变化无边的原则的人叫做"圣"。阴阳变化的作用，在天为深远无穷的主宰万物的力量，在人为认识事物的自然规律，在地为万物的化生。掌握了阴阳变化的深奥道理，就会产生无穷的智慧。自然界深奥微妙的运动变化，会产生无穷无尽的神秘莫测的现象，如在天为无形的风，在地为形形色色的草木；在天为无形的热，在地为有形的火；在天为无形的湿，在地为有形的土；在天为无形的燥，在地为有形的金；在天为无形的寒，在地为有形的水。总之，在天为无形的气，在地为有形的质，形气互相感召幻化出万物。天在上面覆盖，地在下方承载，天地是万物存在的基础。阳从左升，阴从右降，左右为阴阳升降的道路；水属阴，火属阳，水火是阴阳的象征；万物在属木的春生发，在属金的秋成实，金木是生成的终始。阴阳之气并非一成不变，它有多少不同，有形物质在发展过程中也有盛衰的区别，形气相互感召，万物太过和不及就都显露出来了。

黄帝问：我想了解一下五运分主四时，是怎样的呢？鬼臾区答：五气运行都是各尽一年三百六十五天，并不单独主某一时令。

黄帝说：请您讲讲其中缘由。鬼臾区答：我考察了《太始天元册》一书，书中讲到，无边无际的天空是物质化生的基础，也是万物滋生的本源。五运行于天道，周而复始，布施真灵之气，统摄大地万物生化的根源，明朗的九星悬挂于高空，发光的七曜环绕而周旋。于是就有了阴阳的变化、刚柔的区别，昼夜的明暗有了固定的位次，四时寒暑按一定次序往来。这些不息的生机和无穷无尽的变化，自然界万物的形象都能显露出来。我家研究这些道理已有十代人了。

原　文

帝曰：何谓气有多少，形有盛衰？鬼臾区曰：阴阳之气各有多少，故曰三阴三阳也。形有盛衰，谓五行之治，各有太过不及也。故其始也，有余而往，不足随之；不足而往，有余从之。知迎知随，气可与期。应天为天符，承岁为岁直，三合为治。

帝曰：上下相召奈何？鬼臾区曰：寒暑燥湿风火，天之阴阳也，三阴三阳上奉之。木火土金水，地之阴阳也，生长化收藏下应之。天以阳生阴长，地以阳杀阴藏。天有阴阳，地亦有阴阳。故阳中有阴，阴中有阳。所以欲知天地之阴阳者，应天之气，动而不息，故五岁而右迁；应地之气，静而守位，故六期而环会。动静相召，上下相临，阴阳相错，而变由生也。

帝曰：上下周纪，其有数乎？鬼臾区曰：天以六为节，地以五为制。周天气者，六期为一备；终地纪者，五岁为一周。君火以名，相火以位。五六相合，而七百二十气为一纪，凡三十岁，千四百四十气，凡六十岁，而为一周，不及太过，斯皆见矣。

译　文

黄帝问：什么叫做气有多少，形有盛衰呢？鬼臾区答：阴阳之气各有多少的不同，所以有三阴三阳之分。形有盛衰，指五行所主的岁运，各有太过和不及，例如开始太过，随之而来的就是不及，不及过后，从之而来的又是太过。只要明白了太过不及的道理，对一年中运气的盛衰就可以预先知道。一年中，中运之气与司天之气相符的属天符之年，中运之气与岁支的五行相同的属岁直之年，中运之气与司天之气及年支的五行都相合的属三合之年，又称为治。

黄帝问：天气和地气互相感召是怎么回事呢？鬼臾区答：寒、暑、燥、湿、风、火是天的阴阳，三阴三阳与之相应。木、火、土、金、水是地的阴阳，生、长、化、收、藏的变化与之相应。上半年天气主之，春夏为天之阴阳，主生主长；下半年地气主之，秋冬为地之阴阳，主杀主藏。天气有阴阳，地气也有阴阳。所以阳中有阴，阴中有阳。所以要想知道天地阴阳，就要了解与天之气相应的五运，受天气影响是运动不息的，五年之间，自东向西每运转换一次；六气应于地支，运行较迟，六年循环一周。天地动静互相感召，天气和地气互相加临，阴阳相互交错，变化就发生了。

黄帝问：天地运转，周而复始，也有定数吗？鬼臾区答：天以六气为节，地以五行为制。六气变化，六年循环一周，五运迁移，五年循环一周。因为君火主神明，只有相火主运，所以运仅有五，而气有六，五运六气相合，三十年合计七百二十个节气，为一纪。经过一千四百四十个节气，为六十年甲子一周，各年运气的不及和太过就清楚了。

五运行大论篇第六十七

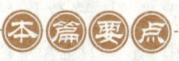

论述了五运六气与自然万物生化方面的关系，指出五运六气有规律地运行于天地之间成为自然界万物生化的根源。

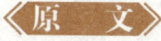

帝曰：寒暑燥湿风火，在人合之奈何？其于万物何以生化？

岐伯曰：东方生风，风生木，木生酸，酸生肝，肝生筋，筋生心。其在天为玄，在人为道，在地为化；化生五味，道生智，玄生神，化生气。神在天为风，在地为木，在体为筋，在气为柔，在藏为肝。其性为暄，其德为和，其用为动，其色为苍，其化为荣，其虫毛，其政为散，其令宣发，其变摧拉，其眚为陨，其味为酸，其志为怒。怒伤肝，悲胜怒，风伤肝，燥胜风，酸伤筋，辛胜酸。

南方生热，热生火，火生苦，苦生心，心生血，血生脾。其在天为热，在地为火，在体为脉，在气为息，在藏为心。其性为暑，其德为显，其用为燥，其色为赤，其化为茂，其虫羽，其政为明，其令郁蒸，其变炎烁，其眚燔焫，其味为苦，其志为喜。喜伤心，恐胜喜；热伤气，寒胜热；苦伤气，咸胜苦。

中央生湿，湿生土，土生甘，甘生脾，脾生肉，肉生肺。其在天为湿，在地为土，在体为肉，在气为充，在藏为脾。其性静兼，其德为濡，其用为化，其色为黄，其化为盈，其虫倮，其政为谧，其令云雨，其变动注，其眚淫溃，其味为甘，其志为思。思伤脾，怒胜思；湿伤肉，风胜湿；甘伤脾，酸胜甘。

西方生燥，燥生金，金生辛，辛生肺，肺生皮毛，皮毛生肾。其在天为燥，在地为金，在体为皮毛，在气为成，在藏为肺。其性为凉，其德为清，其用为固，其色为白，其化为敛，其虫介，其政为劲，其令雾露，其变肃杀，其眚苍落，其味为辛，其志为忧。忧伤肺，喜胜忧；热伤皮毛，寒胜热；辛伤皮毛，苦胜辛。

北方生寒，寒生水，水生咸，咸生肾，肾生骨髓，髓生肝。其在天为寒，在地为水，在体为骨，在气为坚，在藏为肾。其性为凛，其德为寒，其用为藏，其色为黑，其化为肃，其虫鳞，其政为静，其令霰雪，其变凝冽，其眚冰雹，其味为咸，其志为恐。恐伤肾，思胜恐；寒伤血，燥胜寒；咸伤血，甘胜咸。

五气更立，各有所先，非其位则邪，当其位则正。

帝曰：病生之变何如？岐伯曰：气相得则微，不相得则甚。

帝曰：主岁何如？岐伯曰：气有余，则制己所胜而侮所不胜；其不及，则己所不胜侮而乘之，己所胜轻而侮之。侮反受邪，侮而受邪，寡于畏也。

> **译　文**

黄帝问：寒、暑、燥、湿、风、火六气，在人体是怎样相合的呢？它们又是怎样孕育万物的呢？

岐伯答：东方是风气生发的地方，风能使木气生长，木化生酸味，酸味滋养肝，肝血能够养筋，筋能养心。六气的变化，在天为玄冥之象，在人为认识事物的道理，在地为万物的生化不息。生化产生了五味，明白了认识事物的道理能产生智慧，深远无边的天生成了变化莫测的神，生化作用又产生了五行六气。神的变化在天的六气为风，在地的五行为木，在人体应筋，在气为柔和，在五脏为肝。风气的性质温暖，品行平和，功能是运动，颜色是苍青，它的生化结果为华荣，它在动物中属于有毛的一类。它在作用上为发散，它主持宣发，异常变化为摧折败坏，它的灾害为陨落，它在气味属于酸类，它在情志表现为怒。发怒会损伤肝脏，悲哀能抑制怒气。风气过盛能伤肝，燥气能够克制风气。味过酸会伤筋，辛味能克制酸味。

南方是产生热的地方，热盛能使火气产生，火化苦味，苦味能够养心，心能生血，血能养脾。它在天的六气为热，在地的五行为火，在人体应血脉，在气为生长，在五脏为心。它的性质为暑热，品德为显现，功用为躁动，颜色为赤色，它的生化结果为万物茂盛，在动物中属于有羽毛的一类，其作用为显明，气候特点为热盛，异常变化为炎热烧灼，其产生的灾害为发生火灾，在五味为苦味，在人的情志表现为喜悦。过喜能伤心，恐惧的情绪可以克制喜乐；过热会伤气，寒能制约热；苦味太过可伤气，咸味能克制苦味。

中央生湿，湿能使土气生长，土气能产生甘味，甘味能滋养脾气，脾气能养肌肉，肌肉强壮能充实肺气。它在六气中是湿，在五行中是土，在人体应肌肉，在气为充盈，在五脏为脾。湿性安静兼化万物，德行为濡润功用为化生万物，颜色属于黄色，它的变化属于盈满，在动物为倮虫一类，它主持安静，行使布化云雨，异常变化为久雨不止，产生的灾害是湿雨土崩，在五味为甘，在情志为思。思能伤脾，怒能抑制思虑；湿能伤害肌肉，风能抑制湿气；甘味能伤脾，酸味能克制甘味。

西方是产生干燥之气的地方，燥气能使金气旺盛，金气生辛味，辛味能养肺，肺能滋养皮毛，皮毛润泽能滋养肾水。它在六气中为燥，在五行中为金，在人体应皮毛，在气应于万物成熟，在五脏应于肺。它性质清凉，本质清静，功用为坚固，颜色属于白色，它的生化结果为收敛，在动物中属于介、壳一类，它的作用属于强劲有力，行使雾生露降，它的异常变化为严酷摧残，它带来的灾害是草木凋落，它在气味上属辛，在情志上为忧愁。过度忧愁会伤肺，喜乐能抑制忧愁；热气太过能伤皮毛，寒气能克制热气；辛味太过能伤皮毛，苦味能克制辛味。

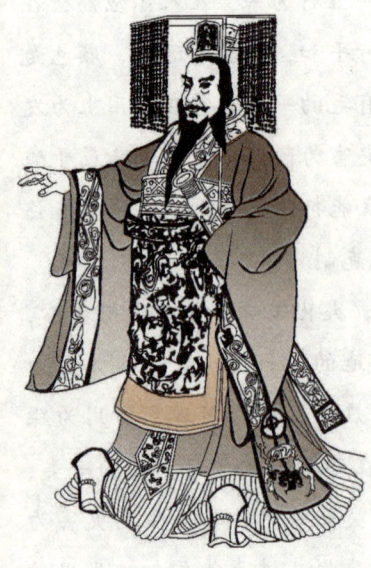

北方生寒，寒能使水气生长，水气产生咸味，咸味能养肾，肾气滋养骨髓，骨髓充实又能养肝。它在六气中为寒，在五行中为水，在人体应骨，在气应于坚实，在五脏为肾。它的性质为严寒，品性寒冷，功能为收藏，颜色为黑，它的生化结果为整肃，它在动物中属于鱼类。它主持平静，行使撒霜飞雪，它的异常变化是冰冻寒凝，它带来的灾害是冰雹，它在气味为咸，在情绪为恐惧。恐惧太过会伤肾，思虑能克制恐惧；寒气太过会伤血脉，燥气能够克制寒气；咸味太过能伤血，甘味能够克制咸味。

五气运行，交替更换以主时令是有一定先后次序的。若五气出现在它不该出现的时令，那便是邪气，五气与时令相合才是正气。

黄帝问道：疾病的发生、变化与时令有什么关系呢？岐伯答：气与时令相合，病就轻；不相合的，病会加重。

黄帝问：五气如何主岁呢？岐伯答：气太过，不仅克制它所能克制的气，还要欺侮本是克制自己的气；气不足，则克制自己的气趁其不足来欺侮，自己所能克制的气也轻蔑地欺侮自己。但凡恃强而欺凌它气的，也会受到邪气的伤害，是因为它无所畏惮的横行削弱了本身力量的缘故。

130

卷第二十

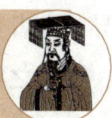

五常政大论篇第七十

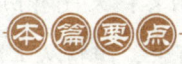

1. 指出地域环境的不同对人的寿命有一定的影响。
2. 说明天地气化的不同会使人体生不同的疾病，治疗时应当考虑到阴阳四时之气。
3. 提出药不可过剂、热药冷服、寒药热服、病后调养等治疗方法。

原　文

帝曰：天不足西北，左寒而右凉；地不满东南，右热而左温，其故何也？岐伯曰：阴阳之气，高下之理，太少之异也。东南方，阳也，阳者，其精降于下，故右热而左温。西北方，阴也。阴者，其精奉于上，故左寒而右凉。是以地有高下，气有温凉。高者气寒，下者气热，故适寒凉者胀，之温热者疮，下之则胀已，汗之则疮已，此腠理开闭之常，太少之异耳。

帝曰：其于寿夭，何如？岐伯曰：阴精所奉其人寿，阳精所降其人夭。

帝曰：其病也，治之奈何？岐伯曰：西北之气，散而寒之，东南之气，收而温之，所谓同病异治也。故曰：气寒气凉，治以寒凉，行水渍之；气温气热，治以温热，强其内守，必同其气，可使平也，假者反之。

帝曰：一州之气，生化寿夭不同，其故何也？岐伯曰：高下之理，地势使然也。崇高则阴气治之，污下则阳气治之，阳胜者先天，阴胜者后天，此地理之常，生化之道也。

帝曰：其有寿夭乎？岐伯曰：高者其气寿，下者其气夭，地之小大异也。小者小异，大者大异，故治病者，必明天道地理，阴阳更胜，气之先后，人之寿夭，生化之期，乃可以知人之形气矣。

帝曰：其岁有不病，而藏气不应不用者，何也？岐伯曰：天气制之，气有所从也。

译 文

黄帝问：天气不足于西北，北方寒而西方凉；地气不满于东南，南方热而东方温。这是什么原因？岐伯答：天气有阴阳，地势有高低，都有太过与不及的差异。东南属阳，阳气有余，阳精从上降到下，所以南方热而东方温。西北属阴，阴气有余，阴气的精华自下而上奉，所以北方寒而西方凉。因此，地势有高下之别，气候有温凉的不同，地势高的气候寒凉，地势低下的气候温热。在西北寒凉的地方，人们易受寒邪而发生胀病，在东南温热的地方，人们易受热邪而生疮疡。胀病可用通下法治疗，疮疡可用汗法治疗。这就是气候、地理影响人体腠理开闭的一般规律，不过是气有太过和不及之别罢了。

黄帝问：地势的高低、天气的寒热跟人的寿夭有什么关系？岐伯答：阴精上承的地方，阳气坚固，人多长寿；阳精下降的地方，阳气常发泄而衰薄，人多短命。

黄帝问：不同地域环境，人有了疾病应当怎么治疗？岐伯答：西北方天气寒冷，多外寒而里热，应散外寒清内热；东南方天气温热，多阳气外泄而生内寒，应收敛阳气温内寒，这就是"同病异治"的原则。所以说，气候寒凉的地方多内热，要用寒凉药治疗，并用汤液浸渍的方法；气候温热的地方多内寒，应用温热的药物治疗，以加强内部阳气的固守。治疗疾病的方法必须与当地的地域环境结合起来，才能使人气机平衡。但病情出现假象时，如西北之人有假热之寒病，东南之人有假寒之热病，又要用相反的方法治疗。

黄帝问：有处在相同的地域环境下的人寿夭却不相同的，这是为什么呢？

岐伯答：这是由地势高低不同所造成的。地势高的地方属阴气所治，地势低的地方属阳气所治。阳气盛，万物生化往往先四时而早成，阴气盛，万物常后于四时而晚成，这是地势高低影响生化迟早的规律。

黄帝问：它们与寿夭有关系吗？岐伯答：地势高的地方的人多长寿，地势低下的地方的人多短命。而地势高下相差有程度上的不同，相差小的寿夭差别小，相差大的寿夭差别也大。所以，治病必须懂得天地之气的规律、阴阳的盛衰、气候的先后、人的长寿短命规律、生化的时间，才能准确地理解人体兴衰的所在。

一年之中，按五运规律推测应当有病而却没有发病，对应的脏器应当有感应却没有感应，应当发生作用而却没有发生作用，这是为什么？岐伯说：这是受到司天之气的制约，人体的脏器适从于司天之气的变化而变化的缘故。

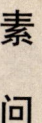

原　文

帝曰：气始而生化，气散而有形，气布而蕃育，气终而象变，其致一也。然而五味所资，生化有薄厚，成熟有少多，终始不同，其故何也？岐伯曰：地气制之也，非天不生，地不长也。

帝曰：愿闻其道。岐伯曰：寒热燥湿，不同其化也，故少阳在泉，寒毒不生，其味辛，其治苦酸，其谷苍丹。阳明在泉，湿毒不生，其味酸，其气湿，其治辛苦甘，其谷丹素。太阳在泉，热毒不生，其味苦，其治淡咸，其谷黔秬。厥阴在泉，清毒不生，其味甘，其治酸苦，其谷苍赤，其气专，其味正。少阴在泉，寒毒不生，其味辛，其治辛苦甘，其谷白丹。太阴在泉，燥毒不生，其味咸，其气热，其治甘咸，其谷黔秬。化淳则咸守，气专则辛化而俱治。

故曰：补上下者从之，治上下者逆之，以所在寒热盛衰而调之。故曰：上取下取，内取外取，以求其过；能毒者以厚药，不胜毒者以薄药，此之谓也。气反者，病在上，取之下；病在下，取之上；病在中，傍取之。治热以寒，温而行之；治寒以热，凉而行之；治温以清，冷而行之；治清以温，热而行之。故消之削之，吐之下之，补之泻之，久新同法。

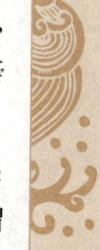

译 文

黄帝问：万物都依赖于气而生化，气初起便具有生化作用，气势逐渐扩散就能造就万物的形质，气的敷布能够使万物发育繁殖，气终之时形体物象发生变化，万物都遵循着同一的法则。但是，五味的滋生，在生化上有厚有薄，成熟上有多有少，开始和终了也不相同，这是什么原因呢？岐伯说：这是由于地气的制约，万物非天气不生，非地气不长。

黄帝说：我想听听其中的道理。岐伯答：寒、热、燥、湿等都有不同的气化作用。所以少阳相火在泉，寒毒就不能生长，火克金，辛味之物也不能生长，主治之味是苦、酸，在谷是青色和赤色类。阳明燥金在泉，湿毒不能生长，金克木，酸味和性湿之物也不能生长，主治之味是辛、苦、甘，在谷是赤色和白色类。太阳寒水在泉，热毒之物不能生长，水克火，苦味之物也不能生长，其主治之味是淡、咸，在谷是黄色和黑色类。厥阴风木在泉，清毒之物不能生长，木克土，甘味之物也不能生长，其主治之味是酸、苦，在谷是青色和赤色类。其气化专一，味化纯正。少阴君火在泉，寒毒之物不能生长，火克金，辛味之物也不能生长，其主治之味是辛、苦、甘，其在谷是白色和赤色一类。太阴湿土在泉，燥毒之物不生，水从土化，所以味咸之物不能生长，燥热类同，热毒之物也不能生长，其主治之味是甘、咸，在谷类是黄色、黑色一类，其气化淳厚。咸味内守，其气专精，而能生金，所以辛味也得以生化，而与湿土同治。

所以说，因司在天泉之气不及引起疾病的，就要用补法来顺气；因太过引起疾病的，应当逆气而治。都要根据病之所在和表现出的寒热盛衰的具体情况进行调治。因此，要从上、下、内、外探求病情，找出致病的原因，再给予治疗。体强能耐受猛药的就用性味厚的药物，体弱而不耐猛药的就用性味薄而和缓的药物，就是这个道理。病气反其常候是由于病情标本不同所致，病在上的取治于下部，病在下的取治于上部，病在中的取治于傍侧。治热病用寒药，温热时服用；治寒病用热药，药凉时服用；治温病用凉药，冷服；治凉病用温药，热服。用消法通积滞，用削法攻坚积，用吐法治上部之实，用下法通下部之实，补法治虚证，泻法治实证，不管久病新病，都可根据这些原则进行治疗。

【原　文】

帝曰：病在中而不实不坚，且聚且散，奈何？岐伯曰：无积者求其藏，虚则补之，药以祛之，食以随之，行水渍之，和其中外，可使毕已。

帝曰：有毒无毒，服有约乎？岐伯曰：病有久新，方有大小，有毒无毒，固宜常制矣。大毒治病，十去其六，常毒治病，十去其七，小毒治病，十去其八，无毒治病，十去其九。谷肉果菜，食养尽之，无使过之，伤其正也。不尽，行复如法，必先岁气，无伐天和，无盛盛，无虚虚，而遗人夭殃，无致邪，无失正，绝人长命。

帝曰：其久病者，有气从不康，病去而瘠，奈何？岐伯曰：化不可代，时不可违。夫经络以通，血气以从，复其不足，与众齐同，养之和之，静以待时，谨守其气，无使倾移，其形乃彰，生气以长，命曰圣王。故《大要》曰：无代化，无违时，必养必和，待其来复，此之谓也。

【译　文】

黄帝问：如果病在内，不实也不坚，时聚而有形，时散而无形，该如何治疗呢？岐伯答：这种病如果没有积滞，应当从内脏方面去探求，虚证用补法，有外邪的先用药驱邪，然后饮食调养，或用水渍法调和内外，疾病便可痊愈。

黄帝问：有毒和无毒的药物，服用时有一定的规则吗？岐伯答：病有新旧，处方有大小，药物有有毒无毒，服用时当然有一定的规则。凡是用毒性大的药，病去十分之六，停药不能再服；毒性一般的药，病去十分之七停药；毒性小的药，病去十分之八停药；即使没有毒性的药，病去十分之九也不必再服。随后就用谷、肉、果、蔬等饮食调养，驱赶邪气，扶正正气，使疾病好起来，不能用药过度，避免伤害正气。如果邪气未尽，再用药时也应按照上面所说的方法。还要了解这一年岁气的盛衰，不能违反天人相应的规律，治实证不要用补法，使实者更实，治虚证不要用泻法，使虚者更虚，以免给患者留下身体损伤甚至早死的灾祸。不要因用药不当助长邪或克伐正气，使人最终断送了性命。

黄帝问：久病的人，有的气机已顺但身体仍旧不康复，病虽然好了但是身体瘦弱，该怎么办呢？岐伯答：天地生化万物，是人力不能代替的，四时运行的规律也是不可违反的。因此，人应当顺应天地四时的气化，使经络畅通、气血和顺，慢慢恢复正气的不足，使其与常人一样。注意补养，调和性情，耐心等待有利的天时，谨慎地内守正气不使它偏胜偏衰，如此形体才能充实强壮，生气也会一天天增长起来，这就是圣王养生的法度。所以《大要》上说，不要用人力代替天地气化，不要违反四时运行，必须善于调和保养，耐心等待正气的恢复，就是这个道理。

卷第二十一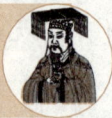

六元正纪大论篇第七十一

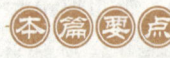

1. 提出"热无犯热，寒无犯寒"的治病原则，并指出如果违反这样的原则会带来怎样的后果。
2. 提出孕妇患病的用药原则。

原文

帝曰：夫子言用寒远寒，用热远热，余未知其然也。愿闻何谓远。岐伯曰：热无犯热，寒无犯寒，从者和，逆者病，不可不敬畏而远之，所谓时兴六位也。

帝曰：温凉何如？岐伯曰：司气以热，用热无犯；司气以寒，用寒无犯；司气以凉，用凉无犯；司气以温，用温无犯。间气同其主无犯，异其主则小犯之，是谓四畏，必谨察之。

帝曰：其犯者何如？岐伯曰：天气反时，则可依时，及胜其主则可犯，以平为期，而不可过，是谓邪气反胜者。故曰：无失天信，无逆气宜，无翼其胜，无赞其复，是谓至治。

译文

黄帝说：您曾经说用寒药应该避开寒冷天气，用热药应该避开热燥天气。我不知道其中的道理，希望听您讲讲怎样叫做避开。岐伯说：用热药不要和天气之热抵触，用寒药不要和天气之寒抵触，顺应这一规律，就能使人平和，否则就会造成疾病。不能不谨慎地避免此类情况，这就是所说的应时而起的六步之气的方位。

黄帝问：药物的温凉应该怎样掌握呢？岐伯答：主时之气热时，应避免用热药；主时之气寒时，应避免用寒药；主时之气凉时，应避免用凉药；主时之气温时，应避免用温药；间气与主气相同的应该避免，与主气不同的可以稍有违逆。寒、热、温、凉四气就叫做四畏，要谨慎观察并加以注意。

黄帝说：什么情况下可以反其道而行呢？岐伯答：客气与主气不相合的，可以依照主气，客气胜过主气的，就可以违犯，但应当以达到平衡为准，不可太过，这是指邪气胜过主时之气而言。所以说，不违背天气时令，不违反六气宜忌，不助长胜气，也不助长复气，就是最好的治疗方法。

原文

帝曰：善。论言热无犯热，寒无犯寒，余欲不远寒不远热奈何？岐伯曰：发表不远热，攻里不远寒。

帝曰：不发不攻而犯寒犯热何如？岐伯曰：寒热内贼，其病益甚。帝曰：愿闻无病者何如？岐伯曰：无者生之，有者甚之。

帝曰：生者何如？岐伯曰：不远热则热至，不远寒则寒至，寒至则坚否腹满，痛急下利之病生矣。热至则身热，吐下霍乱，痈疽疮疡，瞀郁注下，瞤瘛肿胀，呕鼽衄头痛，骨节变，肉痛，血溢血泄，淋閟之病作矣。

帝曰：治之奈何？岐伯曰：时必顺之，犯者治以胜也。

帝曰：妇人重身，毒之何如？岐伯曰：有故无殒，亦无殒也。帝曰：愿闻其故何谓也？岐伯曰：大积大聚，其可犯也，衰其太半而止，过者死。

帝曰：郁之甚者治之奈何？岐伯曰：木郁达之，火郁发之，土郁夺之，金郁泄之，水郁折之，然调其气。过者折之，以其畏也，所谓泻之。

帝曰：假者何如？岐伯曰：有假其气，则无禁也。所谓主气不足，客气胜也。

译 文

黄帝问：讲得好！前面论述过，用热性药时不要犯主时之热，用寒性药时不要犯主时之寒。我想不避忌寒也不避忌热该怎么办？岐伯答：发表时可不忌热，攻里时可不忌寒。

黄帝问：若不发表也不攻里，而犯了寒天用寒、热天用热的禁忌，会有什么样的后果呢？岐伯答：这样一来，脏腑会受到寒热的伤害，病情也会因此加重。黄帝问：对没病的人会怎么样呢？岐伯答：没病的人会因此生病，有病的人会加重病情。

黄帝问：生病的情况是怎样的呢？岐伯答：不避热时会招热邪伤人，不避寒时会招寒邪伤人。寒邪伤人就会出现腹部胀满、急剧疼痛、泻泄等，热邪伤人会出现身热、呕吐、泻泄、霍乱、痈疽疮疡、昏冒郁闷、肌肉蠕动、抽搐、肿胀、鼻塞、衄血、头痛、骨节变动、肌肉疼痛、血溢或便血、小便淋沥、癃闭等病。

黄帝问道：怎么治疗呢？岐伯答：用药时必须顺应主时之气，如果触犯，可用相克制的药物治疗。

黄帝问：妇女怀孕，用了峻烈药会怎样？岐伯答：只要有应该攻伐的疾病存在，孕妇和胎儿就都不会受到伤害。

黄帝问道：这是什么道理呢？岐伯答：虽然有孕，但有大积聚的病，是可以攻伐的，但是要在积聚衰减大半时停止攻伐，否则，攻伐太过会伤人性命。

黄帝说：郁病严重，应当如何治疗呢？岐伯答：肝木郁结的，应当疏泄畅达；心火郁结的，应当发散；脾土郁结的，应当劫夺；肺金郁结的，应当宣泄；肾水郁结的，应当折抑渗利。调和机体的气机，对气太过的病要加以折损，因为太过的气害怕损耗，这就是泻法。

黄帝问：假借之气致病怎样治疗呢？岐伯答：如果主气不足，有假借之气发生时，就不要严守"热无犯热，寒无犯寒"的法则了。这是因为主气不足，客气过盛而有非时之气。

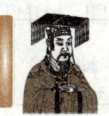

本病论篇第七十三

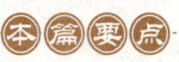

阐述了精神失守所带来的后果，提出"得守者生，失守者死，得神者昌，失神者亡"的观点，提醒我们在日常养生中要做到精神内守。

原 文

帝曰：人气不足，天气如虚，人神失守，神光不聚，邪鬼干人，致有夭亡，可得闻乎？

岐伯曰：人之五藏，一藏不足，又会天虚，感邪之至也。人忧愁思虑即伤心，又或遇少阴司天，天数不及，太阴作接间至，即谓天虚也，此即人气天气同虚也。又遇惊而夺精，汗出于心，因而三虚，神明失守。心为君主之官，神明出焉，神失守位，即神游上丹田，在帝太一帝群泥丸宫一下，神既失守，神光不聚，却遇火不及之岁，有黑尸鬼见之，令人暴亡。

人饮食、劳倦即伤脾，又或遇太阴司天，天数不及，即少阳作接间至，即谓天虚也，此即人气虚而天气虚也。又遇饮食饱甚，汗出于胃，醉饱行房，汗出于脾，因而三虚，脾神失守。脾为谏议之官，智周出焉，神既失守，神光失位而不聚也，却遇土不及之年，或已年或甲年失守，或太阴天虚，青尸鬼见之，令人卒亡。

人久坐湿地，强力入水即伤肾，肾为作强之官，伎巧出焉，因而三虚，肾神失守，神志失位，神光不聚，却遇水不及之年，或辛不会符，或丙年失守，或太阳司天虚，有黄尸鬼至，见之令人暴亡。

人或恚怒，气逆上而不下，即伤肝也。又遇厥阴司天，天数不及，即少阴作接间至，是谓天虚也，此谓天虚人虚也。又遇疾走恐惧，汗出于肝，肝为将军之官，谋虑出焉，神位失守，神光不聚，又遇木不及年，或丁年不符，或壬年失守，或厥阴司天虚也，有白尸鬼见之，令人暴亡也。

已上五失守者，天虚而人虚也，神游失守其位，即有五尸鬼干人，令人暴亡也，谓之曰尸厥。人犯五神易位，即神光不圆也，非但尸鬼，即一切邪犯者，皆是神失守位故也。此谓得守者生，失守者死，得神者昌，失神者亡。

译 文

黄帝问：人体的正气不足，天气也失常，就会精神失守，神气漫散，病邪乘虚伤人，导致突然死亡，可以讲讲其中缘由么？

岐伯答：如果人的五脏有一脏不足，再逢气运不足，就会感受病邪。人如果过度忧思，就会损伤心脏，又或遇上少阴君火司天之气不及，太阴湿土间气接替主司，叫做天虚，也就是人体正气与天气同虚。要是因惊恐损伤精气，汗出损伤心液，便形成三虚，则神明失守。心为一身君主，主神明，心神失守，则游离于上丹田即泥丸宫下。神明失守，神气不得聚敛，而又逢火运不及之年，水疫之邪就会致病，使人突然死亡。

人饮食不节、劳倦过度，就会伤脾，又逢太阴湿土司天之气不及，间气少阳接替主司，就叫做天虚，也就是人气虚与天气虚再逢饮食过饱，胃热蒸则汗外泄损伤胃液，或者醉酒饮食后行房，汗出损伤脾液，成为三虚，脾神就会失守。脾就像谏议之官一样，产生周密的智慧，脾之神志失守，神气涣散，而又遇到土运不及之年，或己年或甲年失守，或太阴湿土司天之气不及，便会有木疫之邪为病，使人突然死亡。

人如果久居湿地，或者强力劳动又感受水湿邪气，就会伤肾。肾是作强之官，技巧智能由此产生，人虚加上天气虚，三虚便形成了，肾的神志失守而神光不聚敛，又遇到水运不及之年，或者与岁辛不相会合，或者逢丙年失守，或者太阳司天之气不及，就有土疫之邪致病，使人突然死亡。

人若愤怒，肝气上逆而不下降，必定伤肝。又遇厥阴司天之气不及，间气少阴接替主司，也就是天虚，即天虚与人虚。再遇急走恐惧，汗出伤肝液。肝的职能好比将军，人的谋虑自此而出，肝神不能内守，神气涣散，又遇木运不及之年，或丁年上丁与下壬不相符合，或上壬与下丁失守其位，或厥阴司天天气不及，必有金疫邪气发病，使人突然死亡。

上述五种气运失守的情况，都是天气虚加上人气虚，使神志游离失守其位，五疫之邪伤人，使人突然死亡，叫尸厥。人如果出现五脏神志易位，神气亏损不全，不但疫邪可以侵犯，一切邪气伤人，都是由于神志失守的缘故。所以说，神志内守的就可以生，神志失守的就要亡；得神者就会安康，失神者就要死亡。

素问篇

卷第二十二

至真要大论篇第七十四

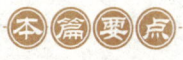

1. 从五脏六腑全面地阐述了疾病的病机。
2. 指出药物的性味、作用以及制定药方的规则。
3. 解释了疾病治疗方法中的逆治和从治。
4. 解释了寒热病不同的疾病机理以及用药上的不同。

原　文

帝曰：愿闻病机何如？

岐伯曰：诸风掉眩，皆属于肝；诸寒收引，皆属于肾；诸气膹郁，皆属于肺；诸湿肿满，皆属于脾；诸热瞀瘛，皆属于火；诸痛痒疮，皆属于心；诸厥固泄，皆属于下；诸痿喘呕，皆属于上，诸禁鼓栗，如丧神守，皆属于火；诸痉项强，皆属于湿；诸逆冲上，皆属于火；诸胀腹大，皆属于热；诸躁狂越，皆属于火；诸暴强直，皆属于风；诸病有声，鼓之如鼓，皆属于热；诸病胕肿，疼酸惊骇，皆属于火；诸转反戾，水液浑浊，皆属于热；诸病水液，澄彻清冷，皆属于寒，诸呕吐酸，暴注下迫，皆属于热。

故大要曰：谨守病机，各司其属，有者求之，无者求之，盛者责之，虚者责之，必先五胜，疏其血气，令其调达，而致和平，此之谓也。

译　文

黄帝问：疾病发生发展变化的机理是怎样的？

岐伯答：凡是风病而振摇眩晕都属肝，凡是寒病而收引拘急都属肾，凡是气病而喘急胸闷都属肺，凡是湿病而浮肿胀满都属脾，凡是热病而神志昏乱、肢体抽搐都属火，凡是疼痛瘙痒的疮疡都属心，凡是厥逆、二便不通或失禁都属下焦，凡是痿症、喘逆呕吐都属上焦，凡是口噤不开、鼓颔战抖、神志不安都属火，凡是痉病、颈项强急都属湿，凡是气逆上冲都属火，凡是腹胀大都属热，凡是躁动不安、发狂越常都属火，凡是突然发生的强直都属风，凡是因病叩之有声如击鼓都属热，凡是浮肿、疼痛酸楚、惊骇不宁都属火，凡是转筋反折、排出的水液浑浊都属热，凡是排泄的水液澄明清冷都属寒，凡是呕吐酸水、急剧的下利都属热。

所以《大要》说：谨慎地掌握病机，了解各种症状的所属关系，有邪、无邪均必须加以推求，实证、虚证都要详细研究。首先分析五气中何气所胜，五脏中哪一脏受病，然后疏通血气，使之调达舒畅而归于和平，就是这个意思。

原　文

帝曰：五味阴阳之用何如？岐伯曰：辛甘发散为阳，酸苦涌泄为阴，咸味涌泄为阴，淡味渗泄为阳。六者或收或散，或缓或急，或燥或润，或软或坚，以所利而行之，调其气使其平也。

帝曰：非调气而得者，治之奈何？有毒无毒，何先何后，愿闻其道。岐伯曰：有毒无毒，所治为主，适大小为制也。

帝曰：请言其制？岐伯曰：君一臣二，制之小也；君一臣三佐五，制之中也，君一臣三佐九，制之大也。寒者热之，热者寒之，微者逆之，甚者从之，坚者削之，客者除之，劳者温之，结者散之，留者攻之，燥者濡之，急者缓之，散者收之，损者温之，逸者行之，惊者平之，上之下之，摩之浴之，薄之劫之，开之发之，适事为故。

译　文

黄帝说：药物的五味阴阳属性及其作用是怎样的？岐伯答：辛味、甘味的药物有发散作用，属阳；酸味、苦味的药物有涌吐泻下作用，属阴；咸味药有涌吐泻下作用，属阴；淡味药有渗利作用，属阳。辛、甘、酸、苦、咸、淡六种性味的药物，有的能收敛，有的能发散，有的作用缓和，有的作用迅急，有的能燥湿，有的能滋润，有的能软坚，有的能坚实，要根据各自不同的作用加以选用，调整气机，使阴阳之气得以平衡。

黄帝问：有的病调气并不能治好，应当如何治疗呢？有毒药和无毒药哪种先用，哪种后用呢？想听听其中道理。岐伯答：有毒药和无毒药的运用，要根据疾病的具体情况进行选择，根据病情的轻重制订方剂的大小。

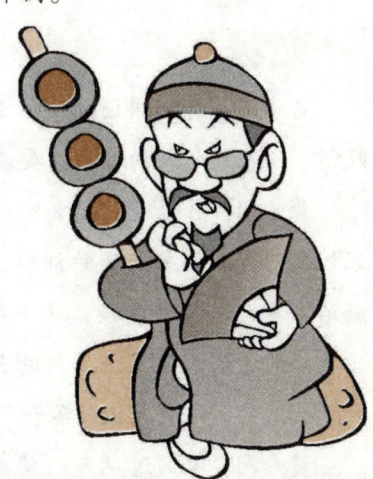

黄帝说：请你讲讲制方的原则。岐伯答：君药一味，臣药二味，是小方的组成；君药一味，臣药三味，佐药五味，是中等方剂的组成；君药一味，臣药三味，佐药九味，是

素问篇

大方的组成。寒性病症用热药,热性病症用寒药,病情轻的逆其病气性质治疗,病情恶重的顺从病气性质治疗,坚实的病症就用削减的方法治疗,邪气客犯的病症就驱除邪气,劳损气虚的要温养,结滞不畅的要疏散,邪气留止的要攻伐邪气,干燥的要滋润,拘急的要用缓法治疗,耗散的要收敛,损伤阳气的要温补,留止逸滞的要行滞疏通,惊悸不安的要镇静,气上逆的要散越,病位在下要下泻。或用按摩,或用汤液浸渍浴洗,或用侵蚀,或用截邪法,或宣通开泄,或发散,运用都要恰如其分,根据病情酌定原则。

原 文

帝曰:何谓逆从?岐伯曰:逆者正治,从者反治,从少从多,观其事也。

帝曰:反治何谓?岐伯曰:热因寒用,寒因热用,塞因塞用,通因通用,必伏其所主,而先其所因,其始则同,其终则异,可使破积,可使溃坚,可使气和,可使必已。

帝曰:气调而得者何如?岐伯曰:逆之从之,逆而从之,从而逆之,疏气令调,则其道也。

帝曰:病之中外何如?岐伯曰:从内之外者,调其内;从外之内者,治其外;从内之外而盛于外者,先调其内而后治其外;从外之内而盛于内者,先治其外而后调其内;中外不相及,则治主病。

译 文

黄帝问:什么叫逆治?什么叫从治?岐伯答:逆治就是正治,从治就是反治。所用反治药的多少,要看病情而定。

黄帝问:什么是反治呢?岐伯答:用热性药治疗有假热症状的证候,用寒性药治疗有假寒症状的证候,用补益药治疗虚性闭塞不通的证候,用通利药治疗实性通泻的证候,这些都是反治。必须降伏疾病的根本,要求首先找出疾病的原因。反治法用药的药性开始看似与病性相同,但最终其药性与病性是相反的。这样可以破除积聚,溃散坚结,调和气机,使疾病得以痊愈。

黄帝问:有通过调气而使疾病痊愈的,具体怎么做呢?岐伯说:或用逆治，或用从治，或先逆后从，或先从后逆，疏通气机，使其调顺畅达，这就是调气的治法。

黄帝问：病有内脏与体表相互影响的，怎样治疗呢？岐伯答：内病影响到体表的，先治内脏；表病影响到内脏的，先治表病；内病影响到体表而偏重于体表的，先治内脏，后治表病；表病影响到内脏而偏重于内脏的，先治表病，后治内脏；内脏与体表没有相互影响的，就治发病部位所主的疾病。

原 文

帝曰：火热复，恶寒发热，有如疟状，或一日发，或间数日发，其故何也？岐伯曰：胜复之气，会遇之时，有多少也。阴气多而阳气少，则其发日远；阳气多而阴气少，则其发日近。此胜复相薄，盛衰之节，疟亦同法。

帝曰：论言治寒以热，治热以寒，而方士不能废绳墨而更其道也。有病热者寒之而热，有病寒者热之而寒，二者皆在，新病复起，奈何治？岐伯曰：诸寒之而热者取之阴，热之而寒者取之阳；所谓求其属也。

帝曰：服寒而反热，服热而反寒，其故何也？岐伯曰：治其王气，是以反也。

帝曰：不治王而然者何也？岐伯曰：不治五味属也。夫五味入胃，各归所喜，攻酸先入肝，苦先入心，甘先入脾，辛先入肺，咸先入肾，久而增气，物化之常也。气增而久，夭之由也。

译 文

黄帝说：火热之病反复，使人恶寒发热，如同疟疾的症状，或一天一发，或间隔数天一发，这是为什么呢？岐伯答：这是因为胜气与复气相遇的时候，阴阳之气有多少的关系。如果阴气多而阳气少，发作的间隔就长，如果阳气多而阴气少，发作的间隔就短。这是胜复之气的相互搏斗，也是寒热盛衰互为节制，疟疾的原理也是这样。

黄帝说：医论上说，治寒证要用热性药，治热证要用寒性药，大夫不能违背这些规律而采取其他的方法。但是有些热病服寒药后反而更热了，有些

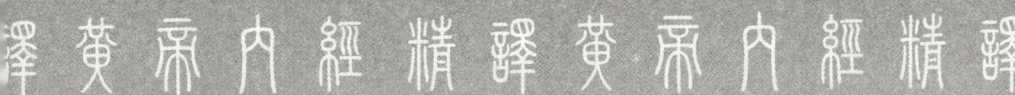

寒病服热药后更寒了。不但原有的寒热依然存在，还有新病增加，这该怎么治疗呢？岐伯答：凡是用寒药反而热的，应当滋阴，用热药反而寒的，应当补阳，这就是探求其根本而采取适当的治疗措施。

黄帝问：服用寒药反而发热，服用热药反而恶寒，是什么原因呢？岐伯答：只治了疾病的亢盛之气，而忽略了虚弱之根本，所以出现相反的结果。

黄帝问：没有只治亢盛之气，但有时仍然会出现这种相反的结果是什么原因呢？岐伯答：不属于这种情况的，是不知道药物五味所属造成的。五味进入肠胃后，各自归入所喜的脏器，酸味药入肝，苦味药入心，甘味药入脾，辛味药入肺，咸味药入肾。长期服用，能够增强脏腑之气，这是药物在人体气化的一般规律；但如果长期如此，脏气长期偏盛，又是导致死亡的原因。

原　文

帝曰：方制君臣，何谓也？岐伯曰：主病之谓君，佐君之谓臣，应臣之谓使，非上下三品之谓也。

帝曰：三品何谓？岐伯曰：所以明善恶之殊贯也。

帝曰：病之中外何如？岐伯曰：调气之方，必别阴阳，定其中外，各守其乡。内者内治，外者外治，微者调之，其次平之，盛者夺之，汗者下之，寒热温凉，衰之以属，随其攸利，谨道如法，万举万全，气血正平，长有天命。

译　文

黄帝说：方剂组成中的君臣是什么意思呢？岐伯答：治病的主药为君药，辅佐君药的是臣药，辅助臣药的是使药，并不是药物上、中、下三品的意思。

黄帝问：什么是药物的上、中、下三品呢？岐伯答：药物的上、中、下三品是用以区分药物有无毒性和毒性大小的。

黄帝说：怎么区分疾病的内外及其治疗？岐伯答：调气治病，必须要分辨疾病的阴阳属性，确定病位的内外，根据疾病所属的病因病位，内病从内治疗，外病从外治疗，病情轻微就调理，病情较重的就用药用来平定，急重的应当迅速邪气将排出体外，病在表用发汗法，病在里的用攻下法。根据病性和病位的不同，选用寒热温凉不同性质的药物，使病邪衰退。谨守这些法则，就能取得全效，使气血和平，健康长寿。

卷第二十三

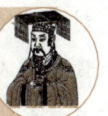

徵四失论篇第七十八

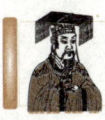

本篇要点

指出大夫治疗疾病失误的原因，间接提醒人们在看病的时候要配合医生探求疾病的原因，以得到准确有效的治疗，看病要到正规的医院，不要乱信江湖术士的胡说。

原　文

诊不知阴阳逆从之理，此治之一失矣。

受师不卒，妄作杂术，谬言为道，更名自功，妄用砭石、后遗身咎，此治之二失也。

不适贫富贵贱之居，坐之薄厚，形之寒温，不适饮食之宜，不别人之勇怯，不知比类，足以自乱，不足以自明，此治之三失也。

诊病不问其始，忧患饮食之失节，起居之过度，或伤于毒，不先言此，卒持寸口，何病能中，妄言作名，为粗所穷，此治之四失也。

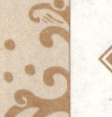**译　文**

不明白疾病阴阳逆从的道理，是治病失败的第一个原因。

拜师学习还没有出师，妄自使用各种杂术，把荒谬当做真理，巧立名目夸耀自己，乱施砭石，给自己留下过错，是治病失败的第二个原因。

不分病人的贫富贵贱的生活、居处环境的好坏、形体的寒温、饮食的宜忌、个性的勇怯，不知道用比类异同的方法进行分析，这样的医生必定头脑混乱，对病情不可能有清楚明确的认识，这是治病失败的第三个原因。

不询问病人有无过度的精神刺激，有无饮食失节、生活起居失常的情况，过去有无药物中毒或其他中毒的情况，就仓促诊视病人的脉象，怎能正确诊断病情呢？只能是信口开河乱言病名，使病为这种粗律治疗的作风所困，这是治病失败的第四个原因。

卷第二十四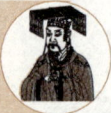

方盛衰论篇第八十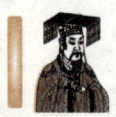

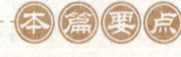**本篇要点**

1. 从年老年少、四时季节等方面讨论了人体阴阳之气的盛衰、逆从及其盛衰致厥的不同表现和病机。

2. 依据五行理论阐述了五脏气虚产生的梦境。

**原　文**

雷公请问：气之多少，何者为逆？何者为从？黄帝答曰：阳从左，阴从

右，老从上，少从下。是以春夏归阳为生，归秋冬为死；反之则归秋冬为生。是以气多少，逆皆为厥。

问曰：有余者厥耶？答曰：一上不下，寒厥到膝，少者秋冬死，老者秋冬生，气上不下，头痛癫疾，求阳不得，求阴不审，五部隔无征，若居旷野，若伏空室，绵绵乎属不满日。

是以少气之厥，令人妄梦，其极至迷。三阳绝，三阴微，是为少气。是以肺气虚，则使人梦见白物，见人斩血借借，得其时则梦见兵战。肾气虚，则使人梦见舟船溺人，得其时则梦伏水中，若有畏恐。肝气虚，则梦见菌香生草，得其时则梦伏树下不敢起。心气虚，则梦救火阳物，得其时则梦燔灼。脾气虚，则梦饮食不足，得其时则梦筑垣盖屋。此皆五藏气虚，阳气有余，阴气不足，合之五诊，调之阴阳，以在《经脉》。

译　文

雷公请教：人体阴阳之气有盛衰逆从，怎样是逆，怎样是从呢？黄帝答：阳气自左而升，阴气自右而降；老年之气从上到下，少年之气从下而上。因此，阳气归于春夏就会顺生，归于秋冬就会逆死。反过来说，阴气归于秋冬就会顺生，归于春夏则会逆死。因此不管气盛衰如何，违逆时令都会成为厥证。

雷公问：气有余也能成厥证吗？黄帝答：阳气一概上逆而不下降，就会足部厥冷到膝下，少壮之人在秋冬得这种病就会身亡，老年人得了可活。阳气上而不下，必然会发为头痛巅顶疾患，这种厥病在阳证中探求不到征象，且在阴证中也探求不到根源。这是由于五脏之气隔绝，没有显著征象可作验证，就好像置身旷野或是独居空室，其生命绵绵一息，似乎不能终日。

所以，气虚的厥证，使人梦境怪诞虚妄，严重的甚至神智迷乱。三阳脉气悬绝，三阴脉气细微，就是所谓气虚之候。因此，肺气虚会梦见白色的东西，或是梦见杀人流血，尸体狼藉，当金旺时，会梦见战争。肾气虚会梦见有人从船上跌落水中淹死，当水旺时，则梦见自己潜伏在水里，似乎遇到了让人害怕的事情；肝气虚会梦见芳香的草木，当木旺时，会梦见伏在树下害怕不敢起来；心气虚会梦见救火或雷电，当火旺时，会梦见大火燃烧；脾气虚会梦见饮食不足，当土旺时，会梦见筑墙盖屋。以上都是五脏气虚，阳气有余而阴气不足所致。应结合五脏病变可能出现的其他症状来调理其阴阳，这已在《经脉》篇中有过论述。

解精微论篇第八十一

本篇要点

1. 讨论了哭泣与涕泪的关系以及涕泪产生的机理，指出涕泪的形成与心、肾密切相关。

2. 对因厥而盲、迎风流泪的机理进行了论述。

【原文】

复问：不知水所从生，涕所从出也。

帝曰：夫心者，五藏之专精也，目者其窍也，华色者其荣也。是以人有德也，则气和于目，有亡，忧知于色。是以悲哀则泣下，泣下水所由生，水宗者积水也，积水者至阴也。至阴者肾之精也，宗精之水所以不出者，是精持之也，辅之裹之。故水不行也。夫水之精为志，火之精为神，水火相感，神志俱悲，是以目之水生也。故谚言曰：心悲名曰志悲，志与心精共凑于目也。是以俱悲则神气传于心精，上不传于志而志独悲，故泣出也。

泣涕者脑也，脑者阴也，髓者骨之充也。故脑渗为涕。志者骨之主也，是以水流而涕从之者，其行类也，夫涕之与泣者，譬如人之兄弟，急则俱死，生则俱生，其志以早悲，是以涕泣俱出而横行也。夫人涕泣俱出而相从者，所属之类也。

【译文】

雷公又问：不知眼泪是怎样产生的，鼻涕又是从哪里来的？

黄帝答：心为五脏中专主精气的器官，双眼是它的外窍，光华色泽是它的外荣。所以，人得意时，神气和悦显现在双眼，假如有失意的话就会表现忧愁之色。人在悲哀时会哭泣流泪，泪由水产生。水的来源是体内积聚的水液，是至阴，而至阴就是肾之精。来源于肾精的水液，平时不外溢，有肾气的固摄，所以泪水不会自行流出。水的精气是志，火的精气是神，水火相互交感，神和志都感到悲哀，泪水就从眼睛流出来了。所以俗语说，心悲为志悲。因为肾志与心精，同时聚合在双目，所以当心肾俱悲时，神气传于心精而不传于肾志，肾志独悲，水失去精的约制，泪水就流出来了。

人在哭泣时流出的鼻涕来源于脑，脑属阴，而髓是要充满骨空的，脑髓渗漏就形成鼻涕。肾志主骨，所以泪水出，鼻涕也随着出来，因为鼻涕、眼泪属同类。涕和泪就像兄弟一样，危急则同死，安乐则共存，因而当肾志悲哀，眼泪鼻涕也就一起流出了。所以说涕泪一起流出，是因为二者同属水的缘故。

原 文

雷公曰：请问人哭泣而泪不出者，若出而少，涕不从之，何也？

帝曰：夫泣不出者，哭不悲也，不泣者，神不慈也，神不慈则志不悲，阴阳相持，泣安能独来。夫志悲者惋，惋则冲阴，冲阴则志去目，志去则神不守精，精神去目，涕泣出也。且子独不诵不念夫经言乎？厥则目无所见。夫人厥则阳气并于上，阴气并于下，阳并于上则火独光也；阴并于下则足寒，足寒则胀也。夫一水不胜五火，故目眦盲。是以冲风，泣下而不止。夫风之中目也，阳气内守于精。是火气燔目，故见风则泣下也。有以比之，夫火疾风生乃能雨，此之类也。

译 文

雷公问：有人哭泣流不出眼泪或泪少且不流鼻涕，这是为什么呢？

黄帝答：哭而不流泪，是因为内心并不悲伤。不流泪是心神没有被感动，神不感动心就不悲伤，心神与肾志相持而不能相互交感，眼泪怎么能流出来呢？但凡志悲就会有凄惨之意，凄惨之意冲动阴气，肾志就会离开眼睛，神不守精，精和神都离开了眼睛，眼泪和鼻涕才能一起流出来。你不是已经读过医经上"气厥则目无所见"这句话吗？人患厥证是因为阳气偏聚上部，则有阳无阴而火热亢于上，阴气偏聚下部，则独阴无阳，阴并于下必足生寒冷、肿胀。一水不胜五火，眼睛之精不胜五脏厥阳之火，所以就看不见了。迎风就会流泪不止的，是因为风邪侵袭眼睛时，阳气内守于精，火气燔目，风与热相交，所以见风就会流泪。打个比方，就好像自然界中由于火疾能生风，疾风过后要下雨，它们是同一个道理。

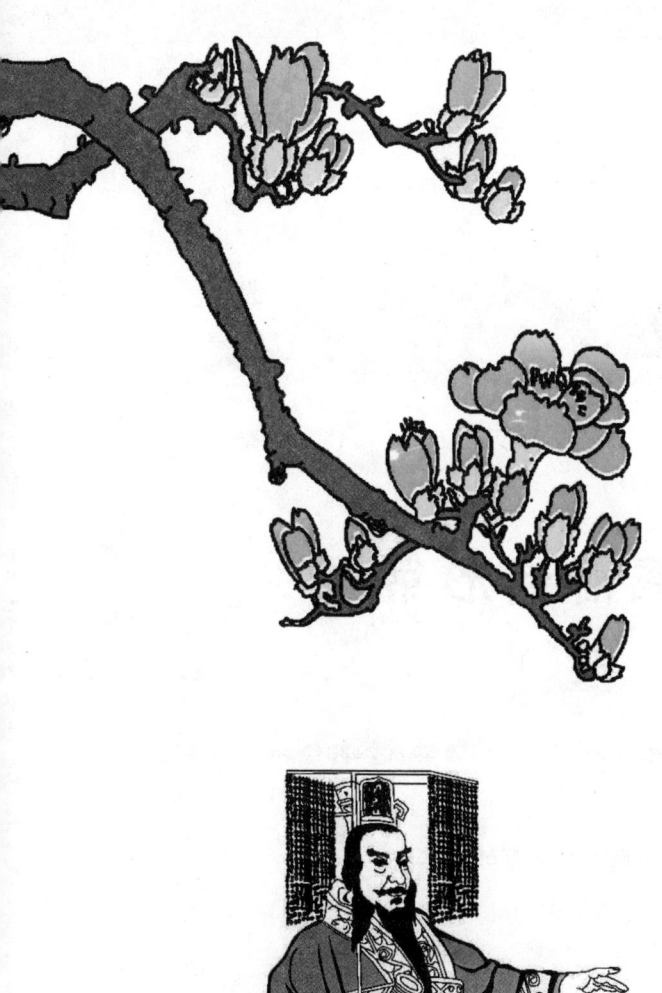

灵枢篇

卷第一

邪气藏府病形第四

本篇要点

1. 论述了邪气伤人的不同部位和原因，以及邪气入阳经和阴经的区别和症状。

2. 细致地讨论了六腑疾病的症状及治疗的取穴。

原　文

黄帝问于岐伯曰：邪气之中人也奈何？岐伯答曰：邪气之中人高也。

黄帝曰：高下有度乎？岐伯曰：身半已上者，邪中之也。身半已下者，湿中之也。故曰：邪之中人也，无有常，中于阴则溜于府，中于阳则溜于经。

黄帝曰：阴之与阳也，异名同类，上下相会，经络之相贯，如环无端。邪之中人，或中于阴，或中于阳，上下左右，无有恒常，其故何也？岐伯曰：诸阳之会，皆在于面。中人也方乘虚时，及新用力，若饮食汗出腠理开，而中于邪。中于面则下阳明，中于项则下太阳，中于颊则下少阳，其中于膺背两胁亦中其经。

黄帝曰：其中于阴，奈何？岐伯答曰：中于阴者，常从臂胻始。夫臂与胻，其阴皮薄，其肉淖泽，故俱受于风，独伤其阴。

译文

黄帝问岐伯：外邪是怎样伤人的呢？岐伯答：风、雨、寒、暑等邪气，大多侵犯人体的上部。

黄帝问：上下部有没有衡量的标准？岐伯答：上半身发病的，是受了风寒等的侵袭；下半身发病，是感受了湿邪。所以说，邪气侵犯人体没有特定的部位，邪气侵犯属阴的部位，会流传到六腑；邪气侵犯了属阳的部位，会沿着经脉流传发病。

黄帝说：阴经与阳经，虽名称不同，但都为经脉，它们上下交通，相互联贯，循环往复没有尽头。而邪气侵犯人体，或阴经，或侵犯阳经，或上或下，或左或右，没有固定的部位，是什么原因？岐伯答：手足三阳经的交会都在面部。邪气伤人，都是趁经脉空虚之时，如刚刚用力过度，或者饮食出汗腠理开泄之时。邪气侵袭面部会沿阳明经下传，侵袭后项会沿太阳经下传，侵袭两颊会沿少阳经下传，如果侵袭到胸部、背部和两胁也会分别沿着相应的经脉传变。

黄帝问：邪气侵入阴经的情况怎样？岐伯答：邪气侵入阴经，通常从手臂和足胫部开始。手臂与足胫部内侧的皮肤较薄，肌肉柔软，在全身各部都受到风邪侵入的情况下，这些部位容易受伤。

原文

黄帝曰：此故伤其藏乎？岐伯答曰：身之中于风也，不必动藏。故邪入于阴经，则其藏气实，邪气入而不能客，故还之于府。故中阳则溜于经，中阴则溜于府。

黄帝曰：邪之中人藏奈何？

岐伯曰：愁忧恐惧则伤心。形寒寒饮则伤肺，以其两寒相感，中外皆伤，故气逆而上行。有所堕坠，恶血留内，若有所大怒，气上而不下，积于胁下，则伤肝。有所击仆，若醉入房，汗出当风，则伤脾。有所用力举重，若入房过度，汗出浴水，则伤肾。

黄帝曰：五藏之中风奈何？岐伯曰：阴阳俱感，邪乃得往。

黄帝问于岐伯曰：首面与身形也，属骨连筋，同血合于气耳。天寒则裂地凌冰，其卒寒，或手足懈惰，然而其面不衣，何也？

岐伯答曰：十二经脉，三百六十五络，其血气皆上于面而走空窍，其精阳气上走于目而为睛。其别气走于耳而为听，其宗气上出于鼻而为臭。其浊气出于胃，走唇舌而为味。其气之津液皆上熏于面，而皮又厚，其肉坚，故天气甚寒不能胜之也。

黄帝曰：邪之中人，其病形何如？岐伯曰：虚邪之中身也，洒淅动形。正邪之中人也微，先见于色，不知于身，若有若无，若亡若存，有形无形，莫知其情。

译文

黄帝问：这种邪气能伤及五脏吗？

岐伯答：身体被风邪入侵，不一定会伤及五脏。因为邪气侵入阴经时，只要脏气充实，邪气虽侵入却不能在脏器里停留，又回到六腑。因此邪气侵犯了属阳的部位就沿着相应的经脉传变，侵犯了属阴的部位就流传到六腑发病。

黄帝问：邪气又是怎样伤害五脏的呢？

岐伯答：七情过度会伤心。身体受寒或吃寒冷的食物会伤肺，因为同时感受到两种寒冷之气，使肺内外都受伤害，会引发肺气上逆的疾病。如果从高处跌落，瘀血滞留在体内，又受大怒的刺激，气上冲而不能下行，使血气郁结在胁下，会伤肝。如果受到击打跌倒之类的损伤，或酒醉后行房出汗，风邪趁虚而入就会伤脾。如果提举重物用力过度或房事过度，出汗后又洗澡，会伤肾。

黄帝问：五脏怎么会被风邪所伤呢？岐伯答：五脏六腑内虚，再感受风邪，内外俱伤之时，才会侵入内脏。

黄帝问岐伯：人的头面和身体，与筋骨相接，都是受血气的温煦。如果天气突然变冷，大地冻裂、滴水成冰，手足会冻得麻木不听使唤，但面部却不用任何衣物覆盖，这是为什么呢？

岐伯答：人体有十二条经脉，三百六十五道络脉，其血气都上注到头面，而后分别流入各个孔窍。它们的精阳上注到眼窍使眼睛看到东西，旁行之气上行到耳窍使耳朵听到声音，聚于胸中的宗气上通到鼻窍使鼻子嗅到气味，水谷精气从胃中上行到唇舌使唇舌有了味觉。各种气所化津液都上行蒸腾到面部，而且面部皮肤较厚，肌肉坚实。所以，即使天气寒冷，面部也不会受寒。

黄帝问：邪气侵犯人体产生的病态是怎样的？岐伯答：反常的虚邪之气侵袭人体，会使人瑟瑟发抖；四季正常之风气侵袭人体，感觉比较轻微，首先表现在面色上，身体的其他部位并没有什么感觉，这种感觉若有若无，介于虚实之间，不容易知道它的病情。

原　文

黄帝曰：愿闻六府之病。

岐伯答曰：面热者，足阳明病；鱼络血者，手阳明病；两跗之上脉竖陷者，足阳明病，此胃脉也。大肠病者，肠中切痛而鸣濯濯。冬日重感于寒即泄，当脐而痛，不能久立，与胃同候，取巨虚上廉。胃病者，腹䐜胀，胃脘当心而痛，上支两胁，膈咽不通，食饮不下，取之三里也。小肠病者，小腹痛，腰脊控睾而痛，时窘之后，当耳前热，若寒甚，若独肩上热甚，及手小指次指之间热，若脉陷者，此其候也。手太阳病也，取之巨虚下廉。

三焦病者，腹气满，小腹尤坚，不得小便，窘急，溢则水，留即为胀。候在足太阳之外大络，大络在太阳、少阳之间，亦见于脉，取委阳。膀胱病者，小腹偏肿而痛，以手按之，即欲小便而不得，肩上热若脉陷，及足小指外廉及胫踝后皆热若脉陷，取委中央。胆病者，善太息，口苦，呕宿汁，心下淡淡，恐人将捕之，嗌中吤吤然，数唾，在足少阳之本末，亦视其脉之陷下者灸之，其寒热者，取阳陵泉。

译　文

黄帝说：希望听您讲讲六腑受病的情况。

岐伯说：面部发热，是足阳明经的病变；手鱼际部血脉郁滞或有瘀斑，是手阳明经的病变；两脚背上的脉络坚硬外挺或虚软下陷，是足阳明胃经的病变。大肠病症，肠中如刀割般的疼痛，还会有濯濯的肠鸣之声，冬天再受

灵枢篇

寒邪就会引起泄泻，脐部疼痛，不能长时间站立。大肠与胃密切相关，可以取胃经的巨虚上廉穴治疗。胃病的症状，腹部胀满，胃脘正当心下的部位疼痛，向上至两胁支撑发胀，胸膈和咽部阻塞不通，饮食不下，治疗当取足三里穴。小肠病的症状，小腹疼痛，腰脊牵引睾丸疼痛，大小便内急有窘迫感，耳前发热或寒冷，或肩上发热，手小指与无名指之间发热，或络脉虚陷不起，都属于小肠病的症候，治疗可取胃经的巨虚下廉穴。

三焦病的症状，腹中胀满，小腹部胀得厉害，小便不通或尿频尿急，水溢于皮下成为水肿或停留在腹部为水胀。三焦病也可以观察足太阳膀胱经外侧大络的变化，大络在太阳经与少阳经之间，治疗可取委阳穴。膀胱病的症状，小腹部肿胀疼痛，用手按小腹有尿意但又解不出，肩上发热，足小指外侧、胫、外踝、后部发热，络脉虚陷不起，可取膀胱经的合穴委中治疗。胆病的症状，常常叹气，口苦，呕吐苦水，心神不宁容易恐惧，像是被人追捕一样，咽喉中好像有东西梗阻，频频吐唾沫。其治疗可以在足少阳经起止循行的道路上取穴，也可以在该经脉络的软弱下陷之处施以温灸，有寒热征象的，可取足少阳经的合穴阳陵泉治疗。

卷第二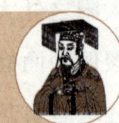

寿夭刚柔第六

本篇要点

从形气平衡角度讨论了形体缓急、元气盛衰、皮肤、肌肉、骨骼等体质因素与生命长短的关系。

原文

黄帝问于伯高曰：余闻形气病之先后，外内之应奈何？

伯高答曰：风寒伤形，忧恐忿怒伤气；气伤藏，乃病藏；寒伤形，乃应形；风伤筋脉，筋脉乃应。此形气外内之相应也。

黄帝问于伯高曰：余闻形有缓急，气有盛衰，骨有大小，肉有坚脆，皮有厚薄，其以立寿夭奈何？

伯高答曰：形与气相任则寿，不相任则夭。皮与肉相果则寿，不相果则夭。血气经络胜形则寿，不胜形则夭。

黄帝曰：何谓形之缓急？

伯高答曰：形充而皮肤缓者则寿，形充而皮肤急者则夭，形充而脉坚大者顺也，形充而脉小以弱者气衰，衰则危矣。若形充而颧不起者骨小，骨小则夭矣。形充而大肉䐃坚而有分者肉坚，肉坚则寿矣；形充而大肉无分理不坚者肉脆，肉脆则夭矣。此天之生命，所以立形定气而视寿夭者。

译文

黄帝问伯高：我听说人的形体与内部元气的发病有先后次序，它们内外相应情况是怎样的呢？

伯高答：风寒之邪，多伤及形体；忧恐忿怒等情志变化，多伤及内在元气。凡是元气受伤伤及脏器，病变的部位应在五脏；外感寒邪伤形，疾病应在形体；风邪直接伤筋，筋脉也就相应地发生病变。这就是形体与元气内外相应的关系。

黄帝问伯高：我听说人的形体有缓有急，元气有盛有衰，骨骼有大有小，肌肉有坚有脆，皮肤有厚有薄，怎么用这些因素来判断人的寿命长短呢？

伯高答：形体与元气相称的多长寿，不相称的多短命。皮肤与肌肉匀称的多长寿，不匀称的多短命。内在血气经络的强盛超过形体的多长寿，不能超过的则多短命。

黄帝问：什么是形体的缓急？

伯高答：形体充实而皮肤和缓的，气脉从容能够长寿；形体充实而皮肤紧急的，气脉迫促而短命；形体充实而脉象坚大的称为顺；形体充实而脉象弱小的为气衰，气衰对健康和生命来说都是很危险的。形体充实而颧骨小的，骨骼弱小，是容易短命的危象；形体充实而肌肉发达坚实、分肉腠理明显的，称为肉坚，是长寿的形态；形体充实而肌肉松软脆弱、分肉腠理不明显的，称为肉脆，是短命的形态。这些都是人的先天禀赋所决定的，所以从一个人形气的盛衰，就可以看出他寿命的长短。

本神第八

本篇要点

1. 阐述了精、神、魂、魄、意、志、思、虑、智等的产生及其与五脏的关系以及对养生的意义。

2. 叙述了情志变化对五脏的危害，要根据虚实的不同进行调治。

原文

黄帝问于岐伯曰：血、脉、营、气、精、神，此五藏之所藏也。至其淫泆离藏则精失，魂魄飞扬，志意恍乱，智虑去身者，何因而然乎？天之罪与？人之过乎？何谓德、气、生、精、神、魂、魄、心、意、志、思、智、虑？请问其故。

岐伯答曰：天之在我者德也，地之在我者气也。德流气薄而生者也。故生之来谓之精，两精相搏谓之神，随神往来者谓之魂，并精而出入者谓之魄，所以任物者谓之心，心有所忆谓之意，意之所存谓之志，因志而存变谓之思，因思而远慕谓之虑，因虑而处物谓之智。故智者之养生也，必顺四时而适寒暑，和喜怒而安居处，节阴阳而调刚柔。如是则僻邪不至，长生久视。

译文

黄帝问岐伯：血、脉、营、气、精、神都是由五脏所藏。如果恣情纵欲太过，它们就会离开五脏，维持生命的五脏精气随之丧失，就会出现魂魄飘荡涣散、意志恍惚迷乱、智虑离开躯体的状况。这是什么原因呢？是上天的惩罚还是人为的过失？到底什么叫做德、气、生、精、神、魂、魄、心、意、志、思、智、虑？希望听听它们聚散变化的缘故。

岐伯答：上天赋予人的东西是阳气，大地赋予人的东西是阴气，阴阳之气上下相互结合而万物化生，所以构成生命最初的物质叫精，阴阳两精交合而生成神，随神气往来的高级心理活动是魂，与精一起出入形体内外的是魄，能够承受外界客观事物刺激的是心，心对外来事物留下的印象是意，意在心中长久保存就是志，根据志而心中变化、反复思考就是思，在思的基础上估计将来就是虑，在虑的基础上形成的正确对待事物的能力就是智。所以，聪明的人奉行养生之道，必定顺应四季气候的寒暑变化，调和自己的情绪，安心所处的环境，节制男女房事，刚柔相济。这样邪气就无法侵袭身体，寿命自然也会长久。

原　　文

是故怵惕思虑者则伤神，神伤则恐惧流淫而不止。因悲哀动中者，竭绝而失生；喜乐者，神惮散而不藏；愁忧者，气闭塞而不行。盛怒者，迷惑而不治。恐惧者，神荡惮而不收。

心怵惕思虑则伤神，神伤则恐惧自失。破䐃脱肉，毛悴色夭，死于冬。脾愁忧而不解则伤意，意伤则悗乱，四支不举，毛悴色夭，死于春。肝悲哀动中则伤魂，魂伤则狂忘不精，不精则不正，当人阴缩而挛筋，两胁骨不举，毛悴色夭，死于秋。肺喜乐无极则伤魄，魄伤则狂，狂者意不存人，皮革焦，毛悴色夭，死于夏。肾盛怒而不止则伤志，志伤则喜忘其前言，腰脊不可以俯仰屈伸，毛悴色夭，死于季夏。恐惧而不解则伤精，精伤则骨酸痿厥，精时自下。是故五藏主藏精者也，不可伤，伤则失守而阴虚，阴虚则无气，无气则死矣。

肝藏血，血舍魂，肝气虚则恐，实则怒。脾藏营，营舍意，脾气虚则四支不用，五藏不安，实则腹胀，经溲不利。心藏脉，脉舍神，心气虚则悲，实则笑不休。肺藏气，气舍魄，肺气虚则鼻塞不利少气，实则喘喝胸盈仰息。肾藏精，精舍志，肾气虚则厥，实则胀，五藏不安。必审五藏之病形，以知其气之虚实，谨而调之也。

译 文

所以，恐惧和思虑太过就会伤神，神受伤反过来又使恐惧害怕之情外露不止。悲伤过度，就会内伤肝脏的神气，神气耗竭就会导致死亡。喜乐过度，会使神气涣散而不能内守。忧愁过度，会使气机闭塞不通。愤怒太过，会使神志昏迷。过于恐惧，会使神气动荡散失而不能收敛。

心藏神，恐惧和思虑太过会伤及心神，神伤更容易恐惧而不能自主，久而久之导致肌肉瘦削、皮毛憔悴、气色枯夭，常常在冬季死去。脾藏意，过度忧愁不得解脱就会伤意，意伤便会出现心烦意乱、四肢无力举动、皮毛憔悴、颜色枯槁等，大多会死于春季。肝藏魂，悲哀太过会伤魂，魂伤会出现精神紊乱、举动失常，好忘事而不精明，不精明就会行为狂乱，超越常理，同时使人前阴萎缩、筋脉拘挛、两胁不能舒张、皮毛憔悴、面色枯槁，常会在秋季死去。肺藏魄，喜乐太过而无止境会伤魄，魄伤便会形成癫狂，发狂时我行我素旁若无人，皮毛肌肤憔悴，气色差，常死于夏季。肾藏志，大怒不止会伤志，志伤便会出现记忆力衰退、腰脊不能俯仰转动、皮毛憔悴、脸色不好，多死于夏季。恐惧日久而不得解除就会伤精，精伤就会出现骨节酸软、四肢枯萎发冷，常有遗精、白带现象。所以说，五脏是贮藏精气的，不能损伤，如果损伤，所藏之精就会失守导致阴精不足，阴虚阳气就无以化生，人无阳气就会死。

肝藏血，血纳魂，肝气虚弱，人就容易恐惧，肝气壅实人就容易发怒。脾藏营气，意寄于营气之中，脾气虚，四肢就不灵活，五脏也不得安宁，脾气太实就会腹胀、大小便不利、女子月经失调。心藏脉，神寄附于血脉之中，心气虚弱易产生悲哀情绪，心气太过往往大笑不止。肺藏气，气收纳魄，肺气虚弱就会鼻塞不通，呼吸不利而气短，肺气太实会导致哮喘、胸部满实而只能仰面呼吸。肾藏精，人的意志依附于精气，肾气虚弱会手足厥冷，肾气太实会腹胀，五脏也不得安宁。所以必须审察五脏病情表现及脏气的虚实，再谨慎地加以调节。

卷第三

经脉第十

本篇要点

1. 论述经脉和络脉的区别。
2. 讲述怎么通过络脉的颜色来判断体内的疾病。

原　文

经脉十二者，伏行分肉之间，深而不见；其常见者，足太阴过于外踝之上，无所隐故也。诸脉之浮而常见者，皆络脉也。六经络手阳明少阳之大络，起于五指间，上合肘中。饮酒者，卫气先行皮肤，先充络脉，络脉先盛，故卫气已平，营气乃满，而经脉大盛。脉之卒然动者，皆邪气居之，留于本末，不动则热，不坚则陷且空，不与众同，是以知其何脉之动也。

雷公曰：何以知经脉之与络脉异也？黄帝曰：经脉者，常不可见也，其虚实也以气口知之。脉之见者皆络脉也。

雷公曰：细子无以明其然也。黄帝曰：诸络脉皆不能经大节之间，必行绝道而出，入复合于皮中，其会皆见于外。

凡诊络脉，脉色青则寒且痛，赤则有热。胃中寒，手鱼之络多青矣；胃中有热，鱼际络赤；其暴黑者，留久痹也；其有赤有黑有青者，寒热气也；其青短者，少气也。

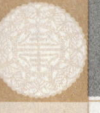

译 文

十二条经脉,都隐伏循行在肌肉之间,位置较深,在体表看不到。通常能看见的,只有足太阴脾经所过内踝上方的一部分,因为这个地方皮薄,经脉无法隐藏。各脉浮露表浅看得见的,都是络脉。手六经络脉中以手阳明、手少阳的络脉较大,分别起于五指之间,上行到肘窝中相会。饮酒的人,酒性发散,使卫气外达皮肤,首先充实络脉,络脉就首先盈满。所以卫气盈满后,营气也就盈满并充灌到经脉之中,于是经脉也充盈。经脉突然搏动异常,都是邪气滞留经脉,停留在经脉及络脉所致。邪气滞留不动就会发热,热邪猖盛,脉必坚实有力。如果经脉虚软不实,就是寒邪偏盛,使经气空虚而脉陷不坚。经脉搏动与其他经脉不一致,据此可以判断哪一经出现了病变。

雷公问:怎么能知道经脉和络脉有什么不同呢?黄帝答:一般情况下,经脉是看不到的,它的虚实情况可从寸口脉诊察得知。凡是能看到的,都是络脉。

雷公说:小人不明白其中的道理。黄帝说:所有络脉,都不经过大关节之间,行走到大关节的部位就都要走行于与纵行经脉、相横行截断的路径出到皮肤外,越过大关节后再入里与经脉相合。

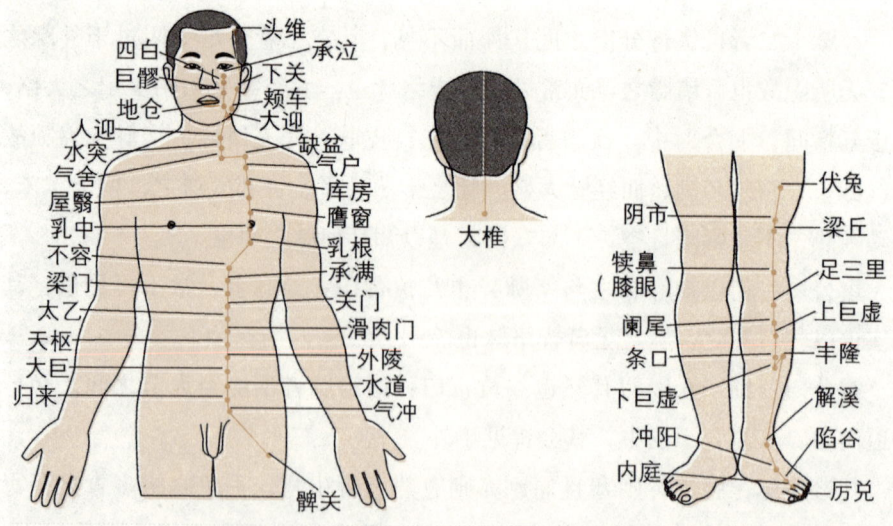

但凡察看络脉时,如果脉是青色,大多为寒邪凝滞并有疼痛的征象;如果脉是赤色,大多是热邪入侵;胃里有寒的,手鱼际部的络脉多呈青色;胃

里有热，手鱼际部的络脉就会出现赤色；而鱼际部络脉出现黑色的，说明患有日久不愈的痹病；兼有赤、黑、青三色，则是寒热错杂的病变；如果色青而短，是气虚的表现。

卷第四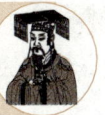

营气第十六

本篇要点

1. 论述了营气的来源、生成和性质，以及营气在全身循环的途径和运行规律。

2. 叙述了十四经脉的循行方向、次序、交接部位，以及其构成的整体循环。

原文

黄帝曰：营气之道，内谷为宝。谷入于胃，乃传之肺，流溢于中，布散于外，精专者行于经隧，常营无已，终而复始，是谓天地之纪。

故气从太阴出，注手阳明；上行注足阳明；下行至跗上，注大指间，与太阴合；上行抵髀；从脾注心中；循手少阴出腋下臂，注小指，合手太阳；上行乘腋出䪼内，注目内眦，上巅下项，合足太阳；循脊下尻，下行注小指之端，循足心注足少阴；上行注肾，从肾注心，外散于胸中；循心主脉出腋下臂，出两筋之间，入掌中，出中指之端，还注小指次指之端，合手少阳；

上行注膻中，散于三焦，从三焦注胆；出胁注足少阳，下行至跗上，复从跗注大指间，合足厥阴；上行至肝，从肝上注肺；上循喉咙，入颃颡之窍，究于畜门。其支别者，上额循巅下项中，循脊入骶，是督脉也；络阴器，上过毛中，入脐中，上循腹里，入缺盆，下注肺中，复出太阴。此营气之所行也，逆顺之常也。

译文

黄帝说：营气运行不休，来源于水谷的精气，水谷对于营气来说是最为可贵的。水谷进入胃，化生精微，传送到肺，从而流溢五脏六腑，布散到四肢百骸。水谷精微中最精纯的部分输注到经脉中，运行不止，营养全身，终而复始，这与天地日月不停地运转的规律是一样的。

营气的运行，从手太阴肺经出发，流注于手阳明大肠经，上行传注于足阳明胃经，下行到足背，流注于足大趾间，与足太阴脾经会合。沿脾经上行到达大腿外侧上部，进入腹腔至脾，由脾传注于心。沿手少阴心经出腋窝，往下循前臂内侧后缘传注到手小指端，与手太阳小肠经交合。由此上行过腋窝外，出眼下眶内流注到内眼角，由此再上行到头顶，又下行项后与足太阳膀胱经会合。然后沿脊柱下行经尾骶部流注于足小趾尖，沿足心传注于足少阴肾经；由肾经上行注入肾，又转注于心，向外布散于胸中。再循着手厥阴心包经出腋窝，下行前臂，出于腕后两筋之间，入手掌中，直出于中指端，然后再回出注于无名指端，与手少阳三焦经会合。由此上行注于膻中，散布于上中下三焦，从三焦又流注于胆腑，出于胁部，传流于足少阳胆经，下行到足背，又注于足大趾间，与足厥阴肝经相合；上行到肝脏，从肝脏上注于肺脏，再向上沿着喉咙，进入后鼻道的上窍，终止在鼻的外孔道。从鼻窍别行的分支，由鼻窍上行，过前额上头顶，再下行项部中间，循着脊柱进入腰骶部，这是督脉的循行路线。然后向上循行，网络外生殖器，再向上行经过阴毛之间，进入脐中；再向上沿着腹内到达锁骨上窝，由此向下流注到肺，又从手太阴肺经发出，循环周流。这就是营气的运行路线，手足两经逆顺而行的规律。

脉度第十七

本篇要点

1. 论述了二十八脉的长度，以及内在五脏与外在七窍生理、病理上的密切联系。

2. 论述了经脉的循行、作用及计算标准长度时男女之间所存在的差异。

原文

黄帝曰：愿闻脉度。

岐伯答曰：手之六阳，从手至头，长五尺，五六三丈。手之六阴，从手至胸中，三尺五寸，三六一丈八尺，五六三尺，合二丈一尺。足之六阳，从足上至头，八尺，六八四丈八尺。足之六阴，从足至胸中，六尺五寸，六六三丈六尺，五六三尺，合三丈九尺。跷脉从足至目，七尺五寸，二七一丈四尺，二五一尺，合一丈五尺。督脉、任脉各四尺五寸，二四八尺，二五一尺，合九尺。凡都合一十六丈二尺，此气之大经隧也。

经脉为里，支而横者为络，络之别者为孙，盛而血者疾诛之，盛者泻之，虚者饮药以补之。五藏常内阅于上七窍也。故肺气通于鼻，肺和则鼻能知臭香矣；心气通于舌，心和则舌能知五味矣；肝气通于目，肝和则目能辨五色矣；脾气通于口，脾和则口能知五谷矣；肾气通于耳，肾和则耳能闻五音矣。五藏不和则七窍不通；六府不合则留为痈。故邪在府则阳脉不和，阳脉不和则气留之，气留之则阳气盛矣。阳气太盛则阴不利，阴脉不利则血留之，血留之则阴气盛矣。阴气太盛则阳气不能荣也，故曰关。阳气太盛，则阴气弗能荣也，故曰格。阴阳俱盛，不得相荣，故曰关格。关格者，不得尽期而死也。

黄帝曰：跷脉安起安止？何气荣水？岐伯答曰：跷脉者，少阴之别，起于然谷之后。上内踝之上，直上循阴股入阴，上循胸里入缺盆，上出人迎之前，入颁属目内眦，合于太阳、阳跷而上行，气并相还则为濡目，气不荣则目不合。

黄帝曰：气独行五藏，不荣六府，何也？岐伯答曰：气之不得无行也，如水之流，如日月之行不休，故阴脉荣其藏，阳脉荣其府，如环之无端，莫知其纪，终而复始，其流溢之气，内溉藏府、外濡腠理。

黄帝曰：跷脉有阴阳，何脉当其数？岐伯答曰：男子数其阳，女子数其阴，当数者为阴，其不当数者为络也。

译 文

黄帝说：我想知道经脉的长度。

岐伯说：左右手共六条阳经，从手到头，每条经脉长五尺，五六共三丈；左右手共六条阴经，由手到胸，每条经脉长三尺五寸，三六为一丈八尺，五六为三尺，共二丈一尺。左右足共六条阳经，由足到头，每条经脉长八尺，六八共四丈八尺。左右足共六条阴经，由足到胸，每条经脉长六尺五寸，六六合三丈六尺，五六合三尺，共三丈九尺。左右两条跷脉，由足到眼睛，每条长七尺五寸，二七合一丈四尺，二五为一尺，共一丈五尺。督脉、任脉各长四尺五寸，二四合八尺，二五为一尺，共长九尺。以上二十八条经脉总长共十六丈二尺，这都是气血循行的大经脉。

经脉在身体里面，从经脉分支而横行的是络脉，由络脉分出散行的为孙络。如果孙络充盈而有瘀血，应该尽快除去瘀血。经络中邪气盛的，可用下泻法，正气虚的应服药补益。五脏的精气，时时刻刻由内外达上通七窍。所以肺气通达到鼻，肺气调和，鼻就能辨别气味的香臭；心气通达到舌，心气调和，舌就能辨别各种味道；肝气通达到目，肝气调和，眼睛就能辨别各种颜色；脾气通达到口，脾气调和，口就能辨别各种谷物；肾气通达到耳，肾气调和，耳朵就能辨别各种声音。五脏不和，七窍就会阻塞不通；六腑不和，邪气留阻、气血凝滞，就会发生痈疮。所以，邪气停留在六腑，会使阳经失调，阳经失调则邪气阻滞，邪气阻滞则阳气就会偏盛。阳气偏盛会使阴脉失和，阴脉失和会导致血行阻滞瘀积，血行阻滞瘀积，阴气就会偏盛。阴气偏盛，阳气就不能入内与它相交，所以叫做"关"；阳气过分偏盛，阴气就不能外出与它相交,所以叫做"格";阴气阳气同时都过于偏盛,彼此就都不能相交,所以叫做"关格"。凡是出现"关格"的,活不到应活到的寿限就会早早死亡。

黄帝问:跷脉的起止之处在哪里?哪条经脉之气让它运行周流不止?岐伯答:阴跷脉是足少阴肾经的支脉,起于然骨后的照海穴,上行至内踝上,再沿大腿内侧进入阴器,并沿着腹部向上,经胸内进入锁骨上窝,向上出于人迎穴前方,进入颧部,连于内眼角,与足太阳经、阳跷脉相合而上行。阴、阳跷脉经气并行,濡润眼睛,如果阴跷脉的经气不能濡养,眼睛就不能闭合。

黄帝问:阴跷脉之气独行于五脏,而没有运营到六腑,是为什么呢?岐伯答:经气运行永不停息,如流水,又如日月的运行。所以阴跷脉营运于五脏,阳跷脉营运于六腑,就像圆环没有尾端,没有起止,无法知道它流转的次数,总是周而复始地循环着。流溢的经气,在内灌溉五脏六腑,在外濡润肌表皮肤。

黄帝问:跷脉有阴阳之分,究竟哪一条相当于一丈五尺的数值呢?岐伯答:男子计算阳跷脉,女子计算阴跷脉。作为计数的为经脉,不作为计数的为络脉。

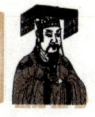 # 营卫生会第十八

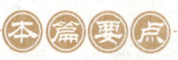

1. 指出营卫之气来源于饮食,经过脾胃的消化吸收、肺的输布而营养全身,以及营卫之气运行的周期。
2. 介绍了营卫之气的生理作用、某些生理现象及异常变化所出现的病症。
3. 说明了三焦的部位划分和功能特征及与营卫之气的关系。

《原文》

黄帝问于岐伯曰:人焉受气?阴阳焉会?何气为营?何气为卫?营安从生?卫于焉会?老壮不同气,阴阳异位,愿闻其会。

岐伯答曰：人受气于谷，谷入于胃，以传与肺，五藏六府，皆以受气，其清者为营，浊者为卫，营在脉中，卫在脉外，营周不休，五十而复大会，阴阳相贯，如环无端，卫气行于阴二十五度，行于阳二十五度，分为昼夜，故气至阳而起，至阴而止。故曰：日中而阳陇为重阳，夜半而阴陇为重阴，故太阴主内，太阳主外，各行二十五度，分为昼夜。夜半为阴陇，夜半后而为阴衰，平旦阴尽而阳受气矣。日中而阳陇，日西而阳衰，日入阳尽而阴受气矣。夜半而大会，万民皆卧，命曰合阴，平旦阴尽而阳受气，如是无已，与天地同纪。

黄帝曰：老人之不夜瞑者，何气使然？少壮之人不昼瞑者，何气使然？

岐伯答曰：壮者之气血盛，其肌肉滑，气道通，营卫之行不失其常，故昼精而夜瞑。老者之气血衰，其肌肉枯，气道涩，五藏之气相搏，其营气衰少而卫气内伐，故昼不精，夜不瞑。

译　文

黄帝问岐伯：人的精气受自何处？阴阳之气怎样交汇？什么叫营气？什么叫卫气？营气怎样产生？卫气又如何与营气交汇？老年和壮年气的盛衰不同，阴阳气行的位置也不一样，请您讲讲它们交汇的情况。

岐伯答：人的精气来源于饮食，饮食入胃，经过消化吸收后的精微传注到肺，五脏六腑因此得到营养，其中精纯、柔和的叫营气，驳杂、慓悍的叫卫气。营气营运于经脉之中，卫气流走于经脉之外，运行周身而无休止，一昼夜中各自循行五十周，然后会合一次。阴阳表里的经脉依次承接，相互贯通，如圆环一样没有尽头。卫气行于阴分二十五周，行于阳分二十五周，昼夜各半。卫气行至阳经，人便醒来开始活动；夜间气行至阴经，人就进入睡眠状态。所以说，白昼属阳，中午阳气最盛，为"重阳"；夜晚属阴，夜半阴气最盛，为"重阴"。营气始于手太阴肺经又终于手太阴肺经，所以说太阴主持营气的运行；卫气始于足太阳膀胱经又终于足太阳膀胱经，所以说太阳主持卫气的运行。营气周流于十二经，昼夜各二十五周。卫气昼行于阳，夜行于阴，也各为二十五周，都以昼夜来划分。夜半是阴气最盛的时候，夜半以后阴气逐渐衰退,黎明阴气衰尽而阳气渐起。中午是阳气最盛的时候,日斜西山时阳气渐衰,黄昏之时阳气衰尽而阴气渐起。到夜半,营卫之气会合,此时人们已经安然入睡,叫做"合阴"。到第二天黎明,阴气衰尽,阳气又逐渐转盛。如此循环不息,与天地的阴阳盛衰相一致。

黄帝问:老年人往往在夜里睡不着,是什么气造成的呢?年轻人往往白天不想睡觉,又是什么气造成的呢?

岐伯答:年轻人气血旺盛,肌肉滑润,气行的道路通畅,营卫的运行正常,所以白天精神清爽、精力充沛,晚上睡得很香。而老年人气血衰弱,肌肉消瘦干枯,气行的道路涩滞不畅,五脏之气相互搏结不行,营气衰少难以供养全身,卫气常向内争取补给,营卫失调,所以白天精神不振,夜晚又难以入眠。

原　文

黄帝曰:愿闻营卫之所行,皆何道从来?岐伯答曰:营出于中焦,卫出于下焦。

黄帝曰:愿闻三焦之所出。岐伯答曰:上焦出于胃上口,并咽以上,贯膈而布胸中,走腋,循太阴之分而行,还至阳明,上至舌,下足阳明,常与营俱行于阳二十五度,行于阴亦二十五度,一周也。故五十度而复大会于手太阴矣。

黄帝曰:人有热饮食下胃,其气未定,汗则出,或出于面,或出于背,或出于身半,其不循卫气之道而出何也?岐伯曰:此外伤于风,内开腠理,毛蒸理泄,卫气走之,固不得循其道,此气慓悍滑疾,见开而出,故不得从其道,故命曰漏泄。

黄帝曰:愿闻中焦之所出。岐伯答曰:中焦亦并胃中,出上焦之后,此所受气者,泌糟粕,蒸津液,化其精微,上注于肺脉,乃化而为血,以奉生身,莫贵于此,故独得行于经隧,命曰营气。

黄帝曰:夫血之与气,异名同类,何谓也?岐伯答曰:营卫者精气也,血者神气也,故血之与气,异名同类焉。故夺血者无汗,夺汗者无血,故人生有两死而无两生。

黄帝曰：愿闻下焦之所出。岐伯答曰：下焦者，别回肠，注于膀胱而渗入焉。故水谷者，常并居于胃中，成糟粕，而俱下于大肠而成下焦，渗而俱下。济泌别汁，循下焦而渗入膀胱焉。

黄帝曰：人饮酒，酒亦入胃，谷未熟而小便独先下何也？岐伯答曰：酒者，熟谷之液也。其气悍以清，故后谷而入，先谷而液出焉。

黄帝曰：余闻上焦如雾，中焦如沤，下焦如渎，此之谓也。

译 文

黄帝问：我想了解营气和卫气的运行，它们是从什么部位发出来的？岐伯回人说：营气从中焦发出，卫气从下焦发出。

黄帝说：想了解一下三焦之气的功能。岐伯说：上焦的功能是产生并发布宗气，宗气来源于胃的水谷精微，从胃口贲门出发，与食道并行向上穿过横膈散布于胸中，横行于腋下，沿着手太阴肺经向下返回到手阳明大肠经，上行到舌，又下注于足阳明胃经。上焦之气和营气一样，白昼运行二十五周，夜晚运行二十五周，一昼夜循环往复五十周为一遍，循环五十周后，又会合于手太阴肺经。

黄帝问：有的人刚刚吃了热的东西，还没有化为精气就出汗了。有的面部出汗，有的背部出汗，也有的半身出汗，这种不沿着卫气运行的通道出汗，是什么原因呢？岐伯答：这是由于外表被风邪所伤，腠理开放，皮毛被风热邪气所蒸而开泄，卫气随之趋向体表，不沿着它自己的道路运行。因为卫气性质慓悍滑疾，见到开泄疏松的地方就外越，不能循着正常的道路运行。因此，将这种情况称为"漏泄"。

黄帝说：请您再讲讲中焦的功能。岐伯说：中焦与胃并列，在上焦之下，功能是化生精气，通过泌去糟粕、蒸腾津液而化成精微物质，向上传注于肺脉，再化为血液滋养全身，这是人体最宝贵的物质，能独行于经脉之内，称为"营气"。

黄帝问：血与气，名称不同而却是同类物质，如何理解呢？岐伯答：营和卫，都属于精气，而血是精气化生的更高贵的物质，叫"神气"。所以说血与气名称不同实为同类物质。凡是失血过多的人，汗也少；出汗过多的人，血也少。失血过多又大量出汗，两种情况同见，就难免死亡。只失血过多而不出汗，或只大量出汗而没有失血过多，就还有生机。

黄帝说：请教下焦的功能。岐伯说：下焦分清别浊，将糟粕输送到大肠，废水注于膀胱而渗入其中。所以说，水谷进入人体，总是先贮存在胃中，经过消化吸收后，所形成的糟粕，都向下传入大肠，水液渗入膀胱，这就是下焦的主要功能。而水液在经过分清别浊的过滤之后，秽浊的废水也同时向下渗注，沿着下焦的道路渗入到膀胱。

黄帝问：饮酒入胃，为什么五谷尚未消化而小便先下呢？岐伯答：酒是谷类蒸熟酿成的液体，其性猛烈而质清稀，所以虽在五谷之后入胃，但消化吸收快，多余的水分反而先排除体外。

黄帝说：我听说上焦输布精气，像雾露蒸腾一样；中焦腐熟水谷，像沤渍东西一样；下焦排泄糟粕，像沟渠排水一样。就是这个意思吧！

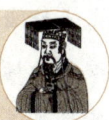

卷第五

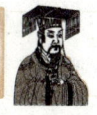

病本第二十五

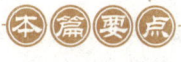

论述了疾病发生发展中存在着的标本关系，提出了在对待疾病时，应当遵循"本而标治"、"标而本治"、"间者并行，甚者独行"、"急则治其标，缓则治其本"等原则。

原 文

　　先病而后逆者，治其本。先逆而后病者，治其本。先寒而后生病者，治其本。先病而后生寒者，治其本。先热而后生病者，治其本。先泄而后生他病者，治其本。必且调之，乃治其他病。先病而后中满者，治其标；先病后泄者，治其本；先中满而后烦心者，治其本。

　　有客气，有同气。大小便不利，治其标，大小便利，治其本。病发而有余，本而标之，先治其本，后治其标；病发而不足，标而本之，先治其标，后治其本，谨详察间甚，以意调之，间者并行，甚为独行。先小大便不利而后生他病者，治其本也。

译 文

　　先患某种疾病而后导致气血逆乱的，应先治本病；先气血逆乱而后发生某种病变的，应先治气血逆乱的本病。先得寒性病而后发生其他病变的，先治寒病；先有某病，而后出现寒证的，应先治疗先得的病；先患热症而后发生其他病变的，要先治疗热病；先有泄泻而后发生其他疾病的，应以治泄泻为本，先治好泄泻。一般情况下，必须调治好先有的各种原发的本病，再治疗其他继发的标病。先有了某种病后发生中焦胀满的，应先治中焦胀满之标；先有的某种疾病，然后引起泄泻的，应先治疗先有的本病。先有中焦胀满而后导致心烦不舒畅的，应先治疗中焦胀满的本病。

　　疾病的发生，有的由新近感受的邪气导致，也有的由体内原有的邪气造成。无论先有什么疾病，只要引起大小便不通利，就先通利大小便；而大小便通利的，就应先治疗各种原有的本病。疾病发生表现为有余的实证，是邪气猖盛所致，邪气属于本，各种病证属于标，应先治本驱除邪气，再治标解决病症；疾病发生表现为不足的虚证，是邪胜伤正所致，正气衰弱属于标，伤正之邪属于本，应先治标扶正救危，再治本驱邪除病。总之，要谨慎而详细地观察病情的轻重，用心调理，病情较轻，当标本兼治，而病情深重危急的就要单独医治，标急先治标，本急先治本。先有大小便不通利，然后引起其他病变的，应先通利大小便。

卷第六

决气第三十

本篇要点

1. 介绍了精、气、津、液、血、脉六气的生成和功能,以及六气病变时的主要症状、病理变化。

2. 阐述了六气都是由脾胃健运和饮食的精微化生而成的,有共同的生化来源。

原　文

黄帝曰:余闻人有精、气、津、液、血、脉,余意以为一气耳,今乃辨为六名,余不知其所以然。岐伯曰:两神相搏,合而成形,常先身生,是谓精。何谓气?岐伯曰:上焦开发,宣五谷味,熏肤,充身,泽毛,若雾露之溉,是谓气。何谓津?岐伯曰:腠理发泄,汗出溱溱,是谓津。何谓液?岐伯曰:谷入气满,淖泽注入于骨,骨属屈伸,泄泽,补益脑髓,皮肤润泽,是谓液。何谓血?岐伯曰:中焦受气,取汁,变化而赤,是谓血。何谓脉?岐伯曰:壅遏营气,令无所避,是谓脉。

黄帝曰:六气者,有余不足,气之多少,脑髓之虚实,血脉之清浊,何以知之?岐伯曰:精脱者,耳聋;气脱者,目不明;津脱者,腠理开,汗大泄;液脱者,骨属屈伸不利,色夭,脑髓消,胫痠,耳数鸣;血脱者,色白,夭然不泽，其脉空虚，此其候也。

黄帝曰：六气者贵贱何如？岐伯曰：六气者，各有部主，其贵贱善恶可为常主，然五谷与胃为大海也。

译　文

黄帝问：我听说人身有精、气、津、液、血、脉，我原以为这些都是一气，现在却有六种名称，这是什么道理呢？岐伯答：男女交合，精气相合会产生新生命，在形体尚未形成之前就有的物质叫做精。黄帝问：什么叫做气呢？岐伯答：上焦开通发散，将水谷精微输布全身，温暖皮肤，充养身体，润泽毛发，如同雾露滋润草木，这种物质就叫做气。黄帝问：什么叫做津呢？岐伯答：肌肤腠理发散渲泄流出的汗液，就叫做津。黄帝问：什么叫做液呢？岐伯答：水谷入胃后，化为精微充溢全身，其中浓稠滑腻的部分注入到骨腔，使骨骼关节屈伸自如，同时流泄到脑，补益脑髓，润泽皮肤的物质，就是液。黄帝问：什么叫做血呢？岐伯答：中焦脾胃受纳水谷，吸收精微，再经过一系列复杂的变化而产生的红色液体，就是血。黄帝问：什么叫做脉呢？岐伯答：控制、约束营气，使它循着一定的轨道运行而不至于外溢，并且到达身体各部位的管道，就叫脉。

黄帝问：精、气、津、液、血、脉，这六气在人体中有有余也有不足，精气的多与少、津液的虚与实、血脉的清与浊，如何才能知道呢？岐伯答：精亏的人，听力会减退，甚至耳聋；元气亏虚的人，会看不清东西；津脱的人，汗孔开，经常大汗淋漓；液虚的人，骨骼关节屈伸活动不利，肤色枯槁无华，脑髓虚少，小腿酸，经常耳鸣；血虚的人，面色苍白，发暗而无光泽；脉脱的人，脉象空虚。这就是六气不足的证候。

黄帝问：在精、气、津、液、血、脉六气中，有没有主次之分呢？岐伯答：六气在人体内各有分布的部位，各由不同的脏腑所主。因此，六气的主次，可以根据所主之脏腑的作用来分，但应明确，食物和胃腑是六气化生的源泉。

肠胃第三十一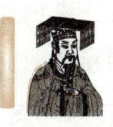

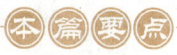

论述了从口唇至直肠整个消化道中唇、口、舌、胃、大肠、小肠等各个部分的长短、粗细、直径、容积、形态等。

原 文

黄帝问于伯高曰：余愿闻六府传谷者，肠胃之大小长短，受谷之多少奈何？

伯高曰：请尽言之。谷所从出入浅深远近长短之度：唇至齿长九分，口广二寸半。齿以后至会厌，深三寸半，大容五合。舌重十两，长七寸，广二寸半。咽门重十两，广一寸半，至胃长一尺六寸。胃纡曲屈，伸之，长二尺六寸，大一尺五寸，径五寸，大容三斗五升。小肠后附脊，左环回周迭积，其注于回肠者，外附于脐上，回运环十六曲，大二寸半，径八分分之少半，长三丈二尺。回肠当脐，左环回周叶积而下，回运环反十六曲，大四寸，径一寸寸之少半，长二丈一尺。广肠附脊，以受回肠，左环叶脊，上下辟，大八寸，径二寸寸之大半，长二尺八寸。肠胃所入至所出，长六丈四寸四分，回曲环反，三十二曲也。

译 文

黄帝问伯高：我想了解一下六腑中传送水谷的器官，如胃肠等的大小、长短、容纳水谷多少等情况是怎样的。

伯高说：请让我全部讲给您听。水谷从进入口中到余下的废物排出体外，传送道路的深浅、远近、长短的标准分别是：从唇到牙齿长九分，口宽二寸半。从牙齿之后到喉咙上的会厌，深三寸半，口腔大小容积为五合。舌重十两，长七寸，宽二寸半。咽门重十两，宽一寸半，从咽门到胃长一尺六寸。胃体是弯曲的，伸直了长二尺六寸，粗一尺五寸，直径五寸，大小容积为三斗五升。小肠后部附着脊柱，从左向右环绕重叠，下接到回肠，外附在脐的上方，来回环叠共十六个弯，粗二寸半，直径八分半不足，长三丈二尺。回肠正当脐部，向左环绕重叠而下接广肠，来回环叠也有十六个弯，粗为四寸，直径一寸半不足，长二丈一尺。广肠附在脊部，接受回肠下降的糟粕，向左环叠到脊部，上下重叠，粗八寸，直径二寸半有余，长二尺八寸。整个消化道从食物入口到糟粕排出，总长六丈四寸四分，回绕重叠的弯曲共有三十二个。

平人绝谷第三十二

本篇要点

1. 叙述了人胃肠的大小、长宽及其生理功能。
2. 说明了正常人七天不吃东西就会死亡的原因。

原　文

黄帝曰：愿闻人之不食，七日而死何也？

伯高曰：胃大一尺五寸，径五寸，长二尺六寸，横屈受水谷三斗五升，其中之谷常留二斗，水一斗五升而满，上焦泄气，出其精微，慓悍滑疾，下焦下溉诸肠。小肠大二寸半，径八分分之少半，长三丈二尺，受谷二斗四升，水六升三合合之大半。回肠大四寸，径一寸寸之少半，长二丈一尺，受谷一斗，水七升半。广肠大八寸，径二寸寸之大半，长二尺八寸，受谷九升三合八分合之一。肠胃之长，凡五丈八尺四寸，受水谷九斗二升一合合之大半，此肠胃所受水谷之数也。

平人则不然，胃满则肠虚，肠满则胃虚，更虚更满，故气得上下，五藏安定，血脉和利，精神乃居，故神者，水谷之精气也。故肠胃之中，当留谷二斗，水一斗五升。故平人日再后，后二升半，一日中五升，七日五七三斗五升，而留水谷尽矣。故平人不食饮七日而死者，水谷精气津液皆尽故也。

> **译　文**

黄帝问：我想了解，正常人如果不进饮食，七天后就会死亡，为什么？

伯高答：胃粗一尺五寸，直径为五寸，长度为二尺六寸，呈横状而且有弯曲，可容纳水谷三斗五升，通常情况下，胃中容纳谷物二斗，水液一斗五升就满了。上焦主开发宣泄，水谷化为精微物质，通过上焦的传运宣泄输布全身，转化为剽悍滑利的卫阳之气，所余之物便由下焦渗灌到大小肠中。小肠粗二寸半，直径略小于八分半，长度为三丈二尺，可容纳谷物二斗四升、水液六升三合半有余。回肠粗四寸，直径为一寸半不定，长度为二丈一尺，可容纳一斗谷物、七升半水液。广肠粗八寸，直径二寸半有余，长度为二尺八寸，可容纳谷物九升三合又八分之一合。胃肠总长度为五丈八尺四寸，可容纳水谷九斗二升半有余。这就是胃肠所能容纳水谷的总量。

但是，平常人胃肠的实际容纳量并没有那么多。因为当胃中充满水谷时，肠中是空虚的；而当肠中充满由胃排出的水谷时，胃中就空虚了。胃肠满虚更替，清气才得以上升，浊气得以下降，体内气机升降有序，五脏功能正常，血脉调和畅利，人的精神也安定正常。所以，人的神气是以水谷精气为基础的。所以胃肠里应容留二斗谷物、一斗五升水液。而平常人每天都要解两次大便，每次约二升半，一天排出五升，七天共计五七三斗五升。如此计算，就将容留于胃肠中的水谷完全排尽了。所以，平常人七天不吃不喝而死亡的原因，就是水谷精气津液都已消耗竭尽的缘故。

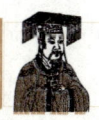

海论第三十三

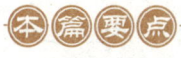

把人体四海、十二经水与自然界相对应，论述了胃、冲脉、膻中、脑的精气输注部位以及有余、不足的病理表现，提出了"调其虚实"的调治原则。

179

原　文

黄帝问于岐伯曰：夫十二经脉者，内属于府藏，外络于支节，夫子乃合之于四海乎？岐伯答曰：人亦有四海、十二经水。经水者，皆注于海，海有东西南北，命曰四海。

黄帝曰：以人应之奈何？岐伯曰：人有髓海，有血海，有气海，有水谷之海，凡此四者，以应四海也。

黄帝曰：愿闻应之奈何？岐伯答曰：必先明知阴阳表里荥输所在，四海定矣。

黄帝曰：定之奈何？岐伯曰：胃者水谷之海，其输上在气街，下至三里。冲脉者为十二经之海，其输上在于大杼，下出于巨虚之上下廉。膻中者为气之海，其输上在于柱骨之上下，前在于人迎，脑为髓之海，其输上在于其盖，下在风府。

译　文

黄帝问岐伯：人体中运行营卫气血的十二经脉，在内联属五脏六腑，在外联络肢体关节，能把它们归纳起来与自然界的四海相对应吗？岐伯答：自然界有四海、十二河流，人体也有四海与十二经水，自然界的水都流注于海，海有东、南、西、北之分，称为"四海"。

黄帝问：人体与自然界是如何对应的呢？岐伯答：人体有髓海、血海、气海、水谷之海，与自然界的四海相应。

黄帝问：那么它们是如何相应的呢？岐伯说：首先应明确人身的阴阳、表里、经脉以及经精气流注荥输所在的位置，才能确定人体四海。

黄帝问：怎样确定四海输注的位置呢？岐伯答：胃是水谷饮食汇聚的地方，称"水谷之海"，精气流注的部位上在气冲穴，下在足三里穴。冲脉是十二经脉阴血汇聚的地方，为"十二经之海"，又称"血海"，精气流注的部位上在大杼穴，下在上巨虚穴和下巨虚穴。膻中是一身之气汇聚的地方，称为"气海"，精气流注的部位上在哑门穴和大椎穴，前在人迎穴。脑是髓汇聚的地方，称为"髓海"，精气流注的部位上在百会穴，下在风府穴。

原　文

黄帝曰：凡此四海者，何利何害？何生何败？岐伯曰：得顺者生，得逆者败；知调者利，不知调者害。

黄帝曰：四海之逆顺奈何？岐伯曰：气海有余者，气满胸中，悗息面赤；气海不足，则气少不足以言。血海有余，则常想其身大，怫然不知其所病；血海不足，亦常想其身小，狭然不知其所病。水谷之海有余，则腹满；水谷之海不足，则饥不受谷食。髓海有余，则轻劲多力，自过其度；髓海不足，则脑转耳鸣，胫痠眩冒，目无所见，懈怠安卧。

黄帝曰：余已闻逆顺，调之奈何？岐伯曰：审守其输而调其虚实，无犯其害，顺者得复，逆者必败。

译　文

黄帝问：上述四海，什么情况下对人有益，什么情况下有害？什么情况下能维持人的生命，什么情况下会伤及人的生命？岐伯答：只要能够顺应自然，保证四海正常功能，可维持人的生命，反之，四海功能不正常，生命就容易败亡；懂得调养四海，有利于身体健康，不懂得调养四海，就对身体有害。

黄帝问：人体四海正常与反常的情况怎么样？岐伯答：气海邪气猖盛，会出现胸中气壅胀满、烦闷不舒、呼吸气喘、面色发红；气海宗气不足，会出现呼吸气短、声低懒言。血海邪气猖盛，会觉得身体笨重胖大、烦躁易怒，而不知道自己病在何处；血海气血不足，常常自觉身体空虚瘦小、紧闷不舒，也不知病在何处。水谷之海邪气猖盛，会出现脘腹胀满；水谷之海精气不足，会饥饿却饮食不下。髓海邪气猖盛，会出现身体躁动，动作力气大，举动狂越超过自己正常时的限度；髓海精气不足，会出现头脑昏眩、耳中鸣响、脚胫酸软、视物旋转、恍恍惚惚、看不见东西、肢体倦怠、嗜睡等情况。

黄帝说：我已经知道四海正常与反常的情况了，应该如何调治呢？岐伯答：只要详细审查四海所流注的部位和俞穴，根据"虚则补之，实则泻之"的法则进行调治，不要犯"虚者反泻，实者反补"的错误。遵守这些治法原则，便可恢复健康，反之，必然导致病情的进一步恶化。

五乱第三十四

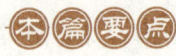

1. 论述了十二经脉之气与四时五行和营卫气血的关系。
2. 指出经脉营卫之气失调会导致相应的病症,称为"五乱"。

原 文

黄帝曰:经脉十二者,别为五行,分为四时,何失而乱?何得而治?岐伯曰:五行有序,四时有分,相顺则治,相逆则乱。

黄帝曰:何谓相顺?岐伯曰:经脉十二者,以应十二月。十二月者,分为四时。四时者,春秋冬夏,其气各异,营卫相随,阴阳已知,清浊不相干,如是则顺之而治。

黄帝曰:何谓逆而乱?岐伯曰:清气在阴,浊气在阳,营气顺脉,卫气逆行,清浊相干,乱于胸中,是谓大悗。故气乱于心,则烦心密嘿,俯首静伏;乱于肺,则俯仰喘喝,接手以呼;乱于肠胃,则为霍乱;乱于臂胫,则为四厥;乱于头,则为厥逆,头重眩仆。

译 文

黄帝问:人的十二经脉,其属性与五行相合,又与四季变化相应,为何会失调而引起经气运行逆乱?如何保证它们的正常运行?岐伯答:五行生克制化有固定的顺序,四时气候的变化有季节之别,经气的运行与四时五行规律相适应,就可以保持正常,反之就会出现逆乱。

黄帝问:怎样才叫做相适应呢?岐伯答:人体十二经脉与一年中十二个月相应。十二个月分为春、夏、秋、冬四季,春温、夏热、秋凉、冬寒,气候各不相同。人体营气与卫气内外相随,阴阳互相协调,清阳之气向上、浊阴之气向下,互不干扰,就能顺应四时五行保持健康。

黄帝问：逆乱是什么情况？岐伯答：清柔的营气本应在阴分，浊支卫气本应在阳分，营气在脉内顺脉而行，卫气在脉外与脉逆行。如果清浊之气受邪干犯而乱于胸中，就称为"大悗"。因此，气乱于心中，就会出现心中烦乱、沉默不语、低头静卧等症状。如果气乱于肺，会俯仰不安、气喘急促、用手按着胸部以帮助呼吸。气乱于肠胃，会发生上吐下泻的霍乱病。若气乱于四肢，会发生四肢厥冷。如果气乱于头部，会出现厥气上逆，有头部沉重、眩晕仆倒等症状。

五癃津液别第三十六

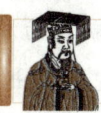

本篇要点

论述了津液的来源、作用、性质、分布、区别以及病理变化，由于所在部位不同，其表现的症状和名称也各不相同。

原文

黄帝问岐伯曰：水谷入于口，输于肠胃，其液别为五。天寒衣薄则为溺与气；天热衣厚则为汗；悲哀气并则为泣；中热胃缓则为唾；邪气内逆，则气为之闭塞而不行，不行则为水胀，余知其然也，不知其何由生？愿闻其道。

岐伯曰：水谷皆入于口，其味有五，各注其海，津液各走其道。故三焦出气，以温肌肉，充皮肤，为其津；其流而不行者，为液。天暑衣厚则腠理开，故汗出；寒留于分肉之间，聚沫则为痛。天寒则腠理闭，气湿不行，水下留于膀胱，则为溺与气。

五藏六府，心为之主，耳为之听，目为之候，肺为之相，肝为之将，脾为之卫，肾为之主外。故五藏六府之津液，尽上渗于目，心悲气并，则心系急。心系急则肺举，肺举则液上溢。夫心系与肺，不能常举，乍上乍下，故咳而泣出矣。

中热则胃中消谷，消谷则虫上下作，肠胃充郭，故胃缓，胃缓则气逆，故唾出。五谷之津液，和合而为膏者，内渗于骨空，补益脑髓，而下流于阴股。阴阳不和，则使液溢而下流于阴，髓液皆减而下，下过度则虚，虚故腰背痛而胫痠。阴阳气道不通，四海闭塞，三焦不泻，津液不化，水谷并行肠胃之中，别于回肠，留于下焦，不得渗膀胱，则下焦胀，水溢则为水胀，此津液五别之逆顺也。

译文

黄帝问岐伯：水谷从口中摄入，向下输送到胃肠，化生的津液分别为尿液、水气、汗液、泪液和唾液五种。天气寒冷或穿着单薄时，津液就化为尿液或水气排出；天气炎热或者穿着过于厚暖时，津液就化为汗液从皮肤排出；人悲痛哀伤时，气聚于心中，津液化为泪液从眼中排出；人脾胃有热时，胃气弛缓，津液化为唾液从口中排出。如果邪气向内侵袭，人体气机闭塞不运行，那么水液就会潴留而发生水胀之病。这些情况我已经明白了，却不知道它们如何形成，希望听听其中的道理。

岐伯答：水谷都从口入，酸、苦、甘、辛、咸五味分别注入人体的四海，津液也分别沿着一定的道路布散，由三焦输出温养肌肉、充实皮肤的精气叫做"津"，停留在身体内而不向外布散的叫做"液"；天热或者穿衣过多，腠理开张，汗液就会外泄；如果寒邪稽留于肌肉之间，津液会凝聚为痰沫，阻碍气机运行而产生疼痛。天气寒冷，腠理闭密，阳气停滞不能畅行，水液不能向外宣泄，就向下流于膀胱，化为小便与水气。

五脏六腑中，心主神明，耳主听觉，眼主视觉；肺如宰相，调节一身之气；肝像将军，主谋虑；脾像护卫，主肌肉，保护内脏；肾主骨，支撑全身而主外在的活动。所以，五脏六腑的津液，全都向上注于眼睛，当心有悲哀、情绪抑郁时，五脏六腑的气就上逆聚合到心，使心的脉络拘急痉挛，就会牵引肺叶开张上举，使津液向上泛溢。但心的脉结与肺叶不能持续地拘急痉挛和开张上举，而是忽上忽下，所以才发生咳嗽与泪出。

中焦有热，胃里水谷就容易消化，容易空虚，使得肠道内的寄生虫因追寻食物而上下窜动，胃肠也因此扩张，胃脘出现松弛，失于通降，则气机上逆，津液随之上溢，出现唾液从口中溢出的现象。水谷化生的津液，再经过复杂的气化合成浓稠的膏状物，向内灌注到骨腔，上注到脑补充脑髓，向下形成津液注入阴中。如果体内阴阳失调，不能固摄津液，津液就会下泄于阴窍，使髓液来源减少，津液下泄过度，髓液就会亏虚不能濡养骨骼，就会腰背疼痛、足胫酸软。阴阳之气运行的道路阻塞不通，四海闭塞，三焦得不到输泄，津液就不能气化布散，水谷不得运化，只能在肠胃中传行，聚积在回肠，滞留在下焦，水液不能渗透到膀胱，下焦就会胀满，同时，聚积的水液外溢到肌肤就会成为水胀。这就是津液五种正常与反常的情况。

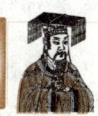

阴阳清浊第四十

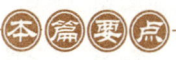

1. 论述了人体精气的清浊之分，以及清浊之气与经脉阴阳之间的特殊关系。

2. 介绍了清浊之气在人体上下脏腑、阴经阳经部位的分布和升降运行。

原　文

黄帝曰：愿闻人气之清浊。岐伯曰：受谷者浊，受气者清。清者注阴，浊者注阳。浊而清者，上出于咽；清而浊者，则下行。清浊相干，命曰乱气。

黄帝曰：夫阴清而阳浊，浊者有清，清者有浊，清浊别之奈何？岐伯曰：气之大别，清者上注于肺，浊者下走于胃。胃之清气，上出于口；肺之浊气，下注于经，内积于海。

黄帝曰：诸阳皆浊，何阳浊甚乎？岐伯曰：手太阳独受阳之浊，手太阴独受阴之清；其清者上走空窍，其浊者下行诸经。诸阴皆清，足太阴独受其浊。

> **译　文**
>
> 黄帝说：请您讲讲人体内清气与浊气的情况。岐伯说：人所受谷物化生之气为浊，吸入自然之气为清。清气输布于五脏，浊气传输于六腑。但水谷浊气之中的清气可上升出到咽喉，清气之中的浊气也可以下行。如果清气与浊气互相干扰，升降失常，就是"乱气"。
>
> 黄帝说：清气属于阴，浊气属于阳，但浊气中有清气，清气中也有浊气，怎么样来辨别它们呢？岐伯答：从气的大致区别来看，清气上输注于肺脏，浊气下传导到胃腑，而胃腑化生的清气又向上出于口腔，肺脏中输注的浊气向下注于周身经脉并在内贮积于气海。
>
> 黄帝说：六阳经脉都接受水谷精微，哪条阳经接受的水谷精微最多呢？岐伯说：手太阳小肠经接受来自水谷化生的精微最多，手太阴肺经接受自然清气最多。清轻之气一般走上窍，浊气下降行走于各经脉之中。所有的脏接受的都是清气，只有足太阴脾经直接接受来自胃中的水谷化生的精微之气，所受的气相对较为重浊一些。

卷第七

阴阳系日月第四十一

本篇要点

1. 论述了人体上部、下部、五脏、手经、足经、左侧、右侧等阴阳属性，说明人体手足经脉的真气运行与天地阴阳变化相对应。

2. 介绍了手足经脉与天干日子、地支月份的时序配合和基本规律。

原　文

黄帝曰：余闻天为阳，地为阴。日为阳，月为阴，其合之于人奈何？

岐伯曰：腰以上为天，腰以下为地，故天为阳，地为阴。故足之十二经脉，以应十二月，月生于水，故在下者为阴；手之十指，以应十日，日主火，故在上者为阳。

黄帝曰：合之于脉奈何？

岐伯曰：寅者，正月之生阳也，主左足之少阳；未者六月，主右足之少阳。卯者二月，主左足之太阳；午者五月，主右足之太阳。辰者三月，主左足之阳明；巳者四月，主右足之阳明。此两阳合于前，故曰阳明。申者，七月之生阴也，主右足之少阴；丑者十二月，主左足之少阴；酉者八月，主右足之太阴；子者十一月，主左足之太阴。戌者九月，主右足之厥阴；亥者十月，主左足之厥阴。此两阴交尽，故曰厥阳。

甲主左手之少阳，己主右手之少阳。乙主左手之太阳，戊主右手之太阳。丙主左手之阳明，丁主右手之阳明，此两火并合，故为阳明。庚主右手之少阴。癸主左手之少阴。辛主右手之太阴，壬主左手之太阴。

故足之阳者，阴中之少阳也；足之阴者，阴中之太阴也。手之阳者，阳中之太阳也；手之阴者，阳中之少阴也。腰以上者为阳，腰以下者为阴，其于五藏也，心为阳中之太阳，肺为阳中之少阴，肝为阴中之少阳，脾为阴中之至阴，肾为阴中之太阴。

译　文

黄帝问：我听说天为阳，地为阴，太阳属阳，月亮属阴。人体的阴阳是如何与它们相对应的呢？

岐伯答：人体腰以上称作天，腰以下称为地，天在上属阳，地在下属阴，所以腰部以上属于阳，腰部以下属于阴。人体两足的十二条经脉与一年之中的十二个月相应，因为月亮为自然界的阴水之精凝结而生，月份产生于月亮的运转，而足的十二条经脉在下部，所以均属于阴；人体两手的十指与每旬的十日相应，太阳为自然界的阳火之精搏聚而生，因为一个昼夜为一日，它产生于太阳的运转，而手的十个指头在上部，所以都属于阳。

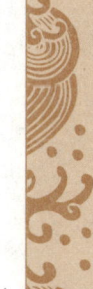

黄帝问：十二月和十日如何与经脉相应？

岐伯答：正月建寅，是阳气生发的月份，合于左足少阳经；六月建未，合于右足少阳经；二月建卯，合于左足太阳经；五月建午，合于右足太阳经；三月建辰，合于左足阳明经；四月建巳，合于右足阳明经。三月、四月阳气正旺，又为两足的阳明经所合，所以两阳合明，叫做阳明。七月建申，是阴气生发的月份，合于右足少阴经；十二月建丑，合于左足少阴经；八月建酉，合于右足太阴经；十一月建子，合于左足太阴经；九月建戌，合于右足厥阴经；十月建亥，合于左足厥阴经。九月、十月是阴气交汇的时候，又为两足的厥阴经所合，所以两阴交尽，叫做厥阴。

用十个天干代表日子，甲日与左手少阳经相应，己日与右手少阳经相应，乙日与左手太阳经相应，戊日与右手太阳经相应，丙日与左手阳明经相应，丁日与右手阳明经相应。丙、丁都属火，丙、丁日两火合并，所以称阳明。庚日与右手少阴经相应，癸日与左手少阴经相应，辛日与右手太阴经相应，壬日与左手太阴经相应。

足在下属阴，所以足的阳经为阴中之少阳，足的阴经为阴中之太阴。手在上属阳，手的阳经为阳中之太阳，手的阴经为阳中之少阴。腰以上属阳，腰以下属阴。就五脏来说，心为阳中之太阳，肺为阳中之少阴，肝为阴中之少阳，脾为阴中之至阴，肾为阴中之太阴。

淫邪发梦第四十三

本篇要点

论述了邪气侵淫体内导致脏腑阴阳虚实变化所引起的不同梦境，并指出实时当泻、虚时当补的解决办法。

原　文

黄帝曰：愿闻淫邪泮衍奈何？岐伯曰：正邪从外袭内，而未有定舍，反淫于藏，不得定处，与营卫俱行，而与魂魄飞扬，使人卧不得安而喜梦。气淫于府，则有余于外，不足于内；气淫于藏，则有余于内，不足于外。

黄帝曰：有余不足有形乎？岐伯曰：阴气盛，则梦涉大水而恐惧；阳气盛，则梦大火而燔焫；阴阳俱盛，则梦相杀。上盛则梦飞，下盛则梦堕，甚饥则梦取，甚饱则梦予。肝气盛，则梦怒；肺气盛，则梦恐惧，哭泣，飞扬；心气盛，则梦善笑，恐畏；脾气盛，则梦歌乐，身体重不举；肾气盛，则梦腰脊两解不属。凡此十二盛者，至而泻之，立已。

厥气客于心，则梦见丘山烟火；客于肺，则梦飞扬，见金铁之奇物；客于肝，则梦山林树木；客于脾，则梦见丘陵大泽，坏屋风雨；客于肾，则梦临渊，没居水中；客于膀胱，则梦游行；客于胃，则梦饮食；客于大肠，则梦田野；客于小肠，则梦聚邑冲衢；客于胆，则梦斗讼自刳；客于阴器，则梦接内；客于项，则梦斩首；客于胫，则梦行走而不能前，及居深地窌苑中；客于股肱，则梦礼节拜起；客于胞䐈，则梦溲便。凡此十五不足者，至而补之，立已也。

译文

黄帝问：想听听邪气在体内弥漫播散引起梦魇的情况如何？岐伯答：邪气从外入侵体内，并无固定的部位，即使流窜到内脏也不固定，而是与营气卫气一起到处流行，从而导致魂魄动荡不安，使人睡卧不宁，经常做梦。如果邪气侵扰六腑，会使外在阳气过盛，而内在阴气不足；如果邪气侵扰五脏，会使内在阴气过盛，外在阳气不足。

黄帝问：人体阴阳之气的有余与不足，在梦境中有什么表现吗？岐伯答：阴气盛，会梦见越渡大水而感到恐惧；阳气盛，会梦见身临大火而感到灼热；阴阳都盛，会梦见相互残杀。上部邪气盛，会梦见升腾飞越；下部邪气盛，会梦见由高处向下坠落。饥饿过度，会梦见向人索取食物；饱食过度，会梦见向别人施舍食物。肝气盛，会梦见愤怒发火；肺气盛，会在梦中恐惧，啼哭流泪；心气盛，会在梦中嬉笑或者恐惧怯弱；脾气盛，会梦见唱歌娱乐，或身体沉重不能举动；肾气盛，会梦见腰部与脊背相分离而不连接。凡是这

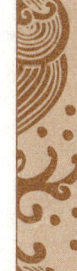

灵枢篇

十二种因邪气盛实所引起的疾病,可根据梦境察出邪气所在的部位,采用泻法,很快就能痊愈。

邪气侵犯到心脏,会梦见山丘烟火弥漫;侵犯到肺,会梦见自己腾空飞跃或见到金属制成的奇怪东西;侵犯到肝,会梦见山林树木;侵犯到脾,会梦见丘陵大泽或狂风暴雨损毁房屋;侵犯到肾,会梦见自己身临深渊,或淹没在水中;侵犯到膀胱,会梦见自己到处游荡;侵犯到胃,会梦见饮食;侵犯到大肠,会梦见广阔的田野;侵犯到小肠,会梦见拥挤的交通要道;侵犯到胆,会梦见与人争斗诉讼,或破腹自杀;邪气侵犯到生殖器,会梦见男女交合;侵犯到颈项,会梦见自己被斩首;侵犯到足胫,会梦见自己虽在行走,却不能前进,或被困在深深的地窖或园林之中;侵犯到大腿和肘臂,会梦见行跪拜之礼;侵犯到膀胱和直肠,会梦见自己大小便。上述十五种因气虚而导致的梦境,可根据各种梦境的表现来判别邪气所在的部位,采取相应的补法,也能很快痊愈。

顺气一日分为四时第四十四

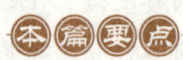

指出人体的阳气同自然界的阳气一样,随一日四时规律消长。相应的,疾病在一日之中也有旦慧、昼安、夕加、夜甚的不同表现,强调在治疗疾病时不能有违时令。

原 文

黄帝曰:夫百病之所始生者,必起于燥湿、寒暑、风雨、阴阳、喜怒、饮食、居处,气合而有形,得藏而有名,余知其然也。夫百病者,多以旦慧、昼安、夕加、夜甚,何也?岐伯曰:四时之气使然。

黄帝曰:愿闻四时之气。岐伯曰:春生、夏长、秋收、冬藏,是气之常也,人亦应之。以一日分为四时,朝则为春,日中为夏,日入为秋,夜半为冬。朝则人气始生，病气衰，故旦慧；日中人气长，长则胜邪，故安；夕则人气始衰，邪气始生，故加；夜半人气入藏，邪气独居于身，故甚也。

黄帝曰：有时有反者，何也？岐伯曰：是不应四时之气，藏独主其病者，是必以藏气之所不胜时者甚，以其所胜时者起也。

黄帝曰：治之奈何？岐伯曰：顺天之时，而病可与期。

> 译　文

黄帝说：各种疾病的发生，都是由于燥、湿、寒、暑、风、雨等外邪，或房事不节、喜怒过度、饮食不调、起居失常等内因所导致的。邪气入侵与正气相搏，产生不同的病症，根据侵犯脏腑的不同，有不同的病名，这我都已经了解了。可是，有些疾病在清晨有所减轻，整个白天较为稳定，到傍晚加重，夜间更加沉重，这是什么原因呢？岐伯答：这是由四季的阳气的消长变化所造成的。

黄帝说：想听听四季阳气消长变化的情况。岐伯说：春天阳气升发，夏天阳气旺盛，秋天阳气收敛，冬天阳气潜藏，这就是四季阳气消长变化的一般规律，人体的阳气变化也与此相应。如果把一昼夜分四时，早晨就如春天，中午就如夏天，傍晚就如秋天，半夜就如冬天。早晨阳气生发，邪气衰退，自然神志清爽；中午阳气逐渐隆盛，正气能胜邪气，所以病人安静舒适；傍晚阳气开始收敛，邪气逐渐嚣张，所以病情加重；半夜阳气闭藏于内，只有邪气充斥于身体，所以疾病就更重。

黄帝问：有时疾病在一天中的轻重变化，又与上述时间规律相反，这又是为什么呢？岐伯答：这是人体的阳气不能顺应一天中的"四季"消长变化，而由受病脏的病邪单独支配着病情所造成的。这种情况的轻重变化，受病之脏必定在能克制自己的那一脏的主气时间里病情加重，而在被自己所克制的那一脏的主气时间里病情减轻。

黄帝问：应如何治疗呢？岐伯说：治疗时调节人体的阴阳虚实，顺应四时阴阳的盛衰，就能达到治愈的目的。

灵枢篇

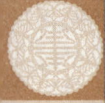

卷第八

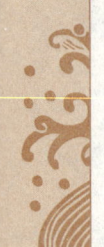

论勇第五十

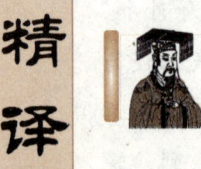

1. 指出人在同一环境受病与否取决于人体质的强弱，而人体质的强弱可通过外在皮肤、肌腠表现出来。

2. 指出人性格的勇怯是由肝、胆、心等内脏器官以及气机强弱决定的。

黄帝问于少俞曰：有人于此，并行并立，其年之长少等也，衣之厚薄均也，卒然遇烈风暴雨，或病或不病，或皆病，或皆不病，其故何也？少俞曰：帝问何急？黄帝曰：愿尽闻之。少俞曰：春青风，夏阳风，秋凉风，冬寒风，凡此四时之风者，其所病各不同形。

黄帝曰：四时之风，病人如何？少俞曰：黄色薄皮弱肉者，不胜春之虚风；白色薄皮弱肉者，不胜夏之虚风；青色薄皮弱肉，不胜秋之虚风；赤色薄皮弱肉，不胜冬之虚风也。

黄帝曰：黑色不病乎？少俞曰：黑色而皮厚肉坚，固不伤于四时之风；其皮薄而肉不坚，色不一者，长夏至而有虚风者，病矣；其皮厚而肌肉坚者，长夏至而有虚风，不病矣；其皮厚而肌肉坚者，必重感于寒，外内皆然，乃病。

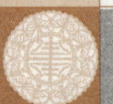

译文

黄帝问少俞：如果有这样一些人，生活在同一环境中，一同行走，一同站立，年龄相仿，穿衣厚薄相等，突然遭受狂风暴雨，有的生病，有的不生病，或都生病，或都不生病，是什么原因呢？少俞说：您想先了解哪个问题呢？黄帝说：愿全部了解。少俞说：春季所起为温风，夏季所起为热风，秋季为凉风，冬季为寒风，四季的风性质不同，人的体质不同，所以人体的疾病表现也就不同。

黄帝问：四季风邪侵袭人体而发病的情况怎样？少俞答：皮肤色黄，皮薄而肌肉柔弱的，不能抵御春季的虚邪贼风；皮肤色白，皮薄而肌肉柔弱的，不能抵御夏季的虚邪贼风；皮肤色青，皮薄而肌肉柔弱的，不能抵御秋季的虚邪贼风；皮肤色赤，皮薄而肌肉柔弱的，不能抵御冬季的虚邪贼风。

黄帝问：肤色黑的人就不易感受风邪而生病吗？少俞答：皮肤色黑厚而肌肉坚实的人，当然不易被风邪所伤。如果皮薄而肌肉不坚实，肤色变化不定，到了长夏仍会感受风邪而生病。如果皮厚而肌肉坚实，到了长夏季节即使遇到了虚邪贼风，也不会有病。这样的人，只有在反复感受寒邪且内外都受邪的情况下，才会生病。

原文

黄帝曰：夫人之忍痛与不忍痛者，非勇怯之分也。夫勇士之不忍痛者，见难则前，见痛则止；夫怯士之忍痛者，闻难则恐，遇痛不动。夫勇士之忍痛者，见难不恐，遇痛不动；夫怯士之不忍痛者，见难与痛，目转面盼，恐不能言，失气，惊，颜色变化，乍死乍生。余见其然也，不知其何由，愿闻其故。少俞曰：夫忍痛与不忍痛者，皮肤之薄厚，肌肉之坚脆，缓急之分也，非勇怯之谓也。

黄帝曰：愿闻勇怯之所由然。少俞曰：勇士者，目深以固，长衡直扬，三焦理横，其心端直，其肝大以坚，其胆满以傍，怒则气盛而胸张，肝举而胆横，眦裂而目扬，毛起而面苍，此勇士之由然者也。

黄帝曰：愿闻怯士之所由然。少俞曰：怯士者，目大而不减，阴阳相失，

灵枢篇

其焦理纵，䯒骺短而小，肝系缓，其胆不满而纵，肠胃挺，胁下空，虽方大怒，气不能满其胸，肝肺虽举，气衰复下，故不能久怒，此怯士之所由然者也。

黄帝曰：怯士之得酒，怒不避勇士者，何藏使然？少俞曰：酒者，水谷之精，熟谷之液也，其气慓悍，其入于胃中，则胃胀，气上逆，满于胸中，肝浮胆横。当是之时，固比于勇士，气衰则悔。与勇士同类，不知避之，名曰酒悖也。

译 文

黄帝说：人是否能够忍受疼痛，不能用性格的勇敢和怯弱来区分。有些勇敢的人危难时能勇往直前，遭受疼痛时却退缩不前；有些怯弱的人听到有危难就恐慌不安，遭到疼痛时却能不动声色。有些勇敢又能耐受疼痛的人，在危难时不恐惧，遭到疼痛也能忍耐；有些怯弱而又不能耐受疼痛的人，见到危难与疼痛，吓得头晕眼花、面目变色，不敢正视，话也说不出，心惊气促，吓得死去活来。我曾见过这些情况，不知是什么原因，想听听其中的道理。少俞说：能否忍痛，主要由皮肤的厚薄以及肌肉的坚实、脆弱及松驰和紧张来决定，不能单凭性格的勇敢或怯弱来判断。

黄帝说：我想了解人勇敢和怯懦有哪些表现形式。少俞说：勇敢的人，目光深邃而坚定，眉毛宽大长直，皮肤肌腠纹理横向生长，心脏端正，肝脏坚厚，胆汁盛满。发怒时，气壮盛而胸廓张大，肝叶上举而胆气横溢，眼睁得很大，目光逼射，毛发竖起，面色铁青。这些都是性格勇敢的表现。

黄帝说：我想了解怯懦性格的人有哪些表现。少俞说：怯懦的人，眼睛虽大却无神，阴阳不协调，皮肤纹理是纵向的，胸骨剑突的形态短而小，肝系松弛，胆囊也不充盈，肠胃挺直不强健，胁下气机空虚而肝气不能充满，即便大怒，怒气也不能充满胸中，肝肺之气虽怒而上举但不能持久，很快便气衰而降，所以怒气很快消失，这就是怯懦的人的表现。

黄帝问：怯弱的人饮酒之后，发起怒来如同勇士一样，是哪些脏腑功能的发挥造成这样的情况呢？少俞答：酒是水谷中的精华，是由水谷发酵酿造而成的汁液,酒性辛辣猛烈,酒饮入胃后,会使胃部胀满,气向上逆充满胸中,使肝气上升、胆气横逆。这时,人的言语举止就像勇士一样,但当酒气过了,酒醒气衰之后,又恢复如初,还会为酒后的冲动感到后悔。这种人酒后的表现虽然像勇敢的人,却不是真的勇敢,而是酒的作用,叫做酒悖。

天年第五十四

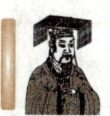

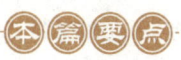

1. 论述了人生命的形成、生长发育至衰老死亡的一般规律以及这一过程中每个阶段表现出来的各种形态。

2. 指出长寿和短命的根本原因,说明防止衰老、摄生防病的重要性。

原 文

黄帝问于岐伯曰:愿闻人之始生,何气筑为基?何立而为楯?何失而死?何得而生?岐伯曰:以母为基,以父为楯,失神者死,得神者生也。

黄帝曰:何者为神?岐伯曰:血气已和,营卫已通,五藏已成,神气舍心,魂魄毕具,乃成为人。

黄帝曰:人之寿夭各不同,或夭寿,或卒死,或病久,愿闻其道。岐伯曰:五藏坚固,血脉和调,肌肉解利,皮肤致密,营卫之行,不失其常,呼吸微徐,气以度行,六府化谷,津液布扬,各如其常,故能长久。

黄帝曰:人之寿百岁而死,何以致之?岐伯曰:使道隧以长,基墙高以方,通调营卫,三部三里起,骨高肉满,百岁乃得终。

译 文

黄帝问岐伯:我想了解,人在生命孕育之初,以何气为基础?以何气为保障?丧失了什么会死亡?保持了什么才能生存呢?岐伯答:人生命的初始,以母亲的阴血为基础,以父亲的阳精为保障,两者结合产生神气才有生命活力，丧失神气会死亡，保持了神气就能生存。

黄帝问：什么是神？岐伯答：神是人体生命活动的表现，当人体气血调和，营卫运行通畅，五脏均已形成后就产生了神气，神气敛藏于心，当属于精神意识活动的魂魄都已完全具备的时候，就成为一个健全的人体。

黄帝问：人的寿命各不相同，有的短命，有的长寿，有的突然死亡，有的患病之后久治不愈，希望听听其中的道理。岐伯答：五脏强健，血脉和顺，肌腠通利而没有凝滞，皮肤细密而无隙可乘，营气与卫气的运行不失各自的常规，呼吸舒缓自然，全身气机有规律地运行，六腑能消化水谷，津液能敷布濡养全身，这样，全身的生理活动都保持正常，人就能长寿。

黄帝问：有的人能活到百岁才死去，那么，怎么从外观上看人能否活到百岁呢？岐伯答：长寿的人，鼻孔深而人中长，面部骨骼高厚方正，营卫运行通畅无阻，面部上、中、下三部全都饱满匀称，骨骼鲜明而肌肉丰满。这种壮健的形体，这些就是能活到百岁而终其天年的象征。

原　文

黄帝曰：其气之盛衰，以至其死，可得闻乎？

岐伯曰：人生十岁，五藏始定，血气已通，其气在下，故好走。二十岁，血气始盛，肌肉方长，故好趋。三十岁，五藏大定，肌肉坚固，血脉盛满，故好步。四十岁，五藏六府十二经脉，皆大盛以平定，腠理始疏，荣华颓落，发颁斑白，平盛不摇，故好坐。五十岁，肝气始衰，肝叶始薄，胆汁始灭，目始不明。六十岁，心气始衰，苦忧悲，血气懈惰，故好卧。七十岁，脾气虚，皮肤枯。八十岁，肺气衰，魄离，故言善误。九十岁，肾气焦，四藏经脉空虚。百岁，五藏皆虚，神气皆去，形骸独居而终矣。

黄帝曰：其不能终寿而死者，何如？

岐伯曰：其五藏皆不坚，使道不长，空外以张，喘息暴疾，又卑基墙，薄脉少血，其肉不石，数中风寒，血气虚，脉不通，真邪相攻，乱而相引，故中寿而尽也。

译文

黄帝问：人整个生命过程中，血气盛衰变化的情况以至最终死亡的原因，能听您讲讲吗？

岐伯答：人长到十岁，五脏发育到一定的健全程度，血气运行畅通，生气在下，所以喜动而好走。二十岁时，血气开始壮盛，肌肉也正发达，所以行动更为敏捷，走路也快。人到三十，五脏发育强健，全身肌肉坚固，血气充盛，所以步履稳重，爱好从容不迫的行走。人到四十岁，五脏六腑十二经脉都很健全，不能再继续盛长，从此腠理开始疏松，颜面荣华逐渐衰落，鬓发开始变白，经气平定盛满，到了不能再发展的阶段，精力不再完全充沛，所以喜欢坐着。人到五十岁，肝气开始衰退，肝叶薄弱，胆汁也减少，所以开始两眼昏花。人到六十，心气开始衰弱，会经常忧愁悲伤，血气已经衰退，运行不利，形体懒惰，所以喜欢躺着。人到七十，脾气虚弱，皮肤干枯。人到八十，肺气衰弱不能藏魄，所以时常会说错话。人到九十，肾气也要枯竭了，其他四脏经脉的血气都空虚了。到了百岁，五脏经脉都已空虚，五脏所藏的神气都消失了，只有形骸存在，生命也就自然终结。

黄帝问：为什么有人活不到该活的岁数就死了？

岐伯答：不能长寿的人，是因为他的五脏不坚固，鼻孔和人中沟不深邃，鼻孔向外张，呼吸急促疾速，或面部骨骼卑小，脉管薄弱，脉中血少而不充盈，肌肉不坚实，肌腠松弛，如果再反复被风寒侵袭以致血气更虚，血脉不通利，外邪就容易入侵，与真气相攻，真气的力量不够而败乱，人到中年就死了。

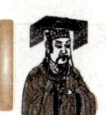

五味第五十六

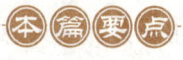

1. 论述了饮食五味与人体五脏之间的相互关系，介绍了五谷、五果、五畜、五菜的五味属性及其对五脏的作用。

2. 指出五脏疾病应针对食物的性味有所选择和宜忌。

原文

黄帝曰：愿闻谷气有五味，其入五藏，分别奈何？伯高曰：胃者，五藏六府之海也，水谷皆入于胃，五藏六府皆禀气于胃。五味各走其所喜，谷味酸，先走肝；谷味苦，先走心；谷味甘，先走脾；谷味辛，先走肺；谷味咸，先走肾。谷气津液已行，营卫大通，乃化糟粕，以次传下。

黄帝曰：营卫之行奈何？伯高曰：谷始入于胃，其精微者，先出于胃之两焦，以溉五藏，别出两行，营卫之道。其大气之抟而不行者，积于胸中，命曰气海，出于肺，循咽喉，故呼则出，吸则入。天地之精气，其大数常出三入一，故谷不入，半日则气衰，一日则气少矣。

译文

黄帝说：我想听听水谷五味分入五脏的情况是怎样的。伯高说：胃腑是五脏六腑所需精微物质的来源，被称为"五脏六腑之海"。水谷先进入到胃，五脏六腑都是从胃腑禀受水谷的精微之气，饮食五味归属五脏，因为饮食的性味不同，各有所喜好的脏器，酸走肝、苦走心、甘走脾、辛走肺、咸走肾。水谷中的精微津液化生并补充到营卫之气，营卫得以充养而盈溢于周身，水谷中的糟粕也从此依次向下传导而排出体外。

黄帝问道：营卫之气是怎样运行的呢？伯高答：水谷入胃后化生的精微部分，从胃出后至中、上二焦，经肺输布五脏。它在输布于全身时分为两条途径，清纯部分化为营气，浊厚部分化为卫气，分别从经脉内外运行于周身。由肺吸入的清气与水谷精气结合所形成的宗气，汇聚于胸中，所以胸中又称为气海。宗气从肺沿咽喉而出，呼则排出体内的废气，吸则纳入天空的清气，如此一呼一吸，保持着正常的呼吸运动。自然界中的清气和水谷精气，是维持人体生命的物质基础，在人体的消耗和排出有三个方面，即宗气、营卫之气被大量消耗，废物糟粕被排出体外；而人体全身需要的营养则仅靠摄入饮食水谷来补充这一个方面。所以，人半天不吃饭就会感到气衰弱，一天不进饮食就感到气少了。

原文

黄帝曰：谷之五味，可得闻乎？伯高曰：请尽言之。五谷：秔米甘，麻酸，大豆咸，麦苦，黄黍辛。五果：枣甘，李酸，栗咸，杏苦，桃辛。五畜：牛甘，犬酸，猪咸，羊苦，鸡辛。五菜：葵甘，韭酸，藿咸，薤苦，葱辛。五色：黄色宜甘，青色宜酸，黑色宜咸，赤色宜苦，白色宜辛。

凡此五者，各有所宜，五宜：所言五色者，脾病者，宜食秔米饭、牛肉、枣、葵；心病者，宜食麦、羊肉、杏、薤；肾病者，宜食大豆黄卷、猪肉、栗、藿；肝病者，宜食麻、犬肉、李、韭；肺病者，宜食黄黍、鸡肉、桃、葱。五禁：肝病禁辛，心病禁咸，脾病禁酸，肾病禁甘，肺病禁苦。

肝色青，宜食甘，秔米饭、牛肉、枣、葵皆甘；心色赤，宜食酸，犬肉、麻、李、韭皆酸；脾色黄，宜食咸，大豆、豕肉、栗、藿皆咸；肺色白，宜食苦，麦、羊肉、杏、薤皆苦；肾色黑，宜食辛，黄黍、鸡肉、桃、葱皆辛。

译文

黄帝问：饮食五味具体是怎样的，可以讲予我听吗？伯高答：请让我全部讲给您听。五谷之中，粳米味甜，芝麻味酸，大豆味咸，小麦味苦，玉米味辛。五果之中，枣味甜，李子味酸，栗子味咸，杏味苦，桃味辛。五畜之中，牛肉味甜，狗肉味酸，猪肉味咸，羊肉味苦，鸡肉味辛。五蔬之中，葵菜味甜，韭菜味酸，豆叶味咸，薤头味苦，大葱味辛。五色与五味相对应：黄色属脾，适合吃甜味食物；青色属肝，适合吃酸味食物；黑色属肾，适合吃咸味食物；红色属心，适合吃苦味食物；白色属肺，适合吃辛味食物。

凡是这些五味、各自与人体的五脏有着相适合的关系，叫做五宜：脾有病，宜食粳米饭、牛肉、枣、葵菜；心有病，宜食小麦、羊肉、杏、薤头；肾有病，宜食黄豆芽、猪肉、栗子、豆叶；肝有病，宜食芝麻、狗肉、李子、韭菜；肺有病，宜食玉米、鸡肉、桃、葱。五脏的病变，各有禁忌：肝病禁食辛，心病禁食咸，脾病禁食酸，肾病禁食甘，肺病禁食苦。

肝主青色，适合食用甘味食物，如粳米饭、牛肉、枣子、葵菜等都是甘味食物；心主红色，适合食用酸味食物，如狗肉、芝麻、李子、韭菜等都是酸味食物；脾主黄色，适合食用咸味食物，如大豆、猪肉、栗子、豆叶等都是咸味食物；肺主白色，适合食用苦味食物，如小麦、羊肉、杏子、薤头等都是苦味食物；肾主黑色，适合食用辛味食物，如玉米、鸡肉、桃子、葱等都是辛叶食物。

卷第九

贼风第五十八

本篇要点

介绍了人突然发病，除了外邪侵入，还可能是潜伏的病邪遇到诱因引发的，说明了疾病发生是由内外病因相互作用而导致的，否定鬼神致病的迷信说法。

原 文

黄帝曰：夫子言贼风邪气之伤人也，令人病焉，今有其不离屏蔽，不出空穴之中，卒然病者，非不离贼风邪气，其故何也？岐伯曰：此皆尝有所伤于湿气，藏于血脉之中，分肉之间，久留而不去；若有所堕坠，恶血在内而不去。卒然喜怒不节，饮食不适，寒温不时，腠理闭而不通。其开而遇风寒，则血气凝结，与故邪相袭，则为寒痹。其有热则汗出，汗出则受风，虽不遇贼风邪气，必有因加而发焉。

黄帝曰：今夫子之所言者，皆病人之所自知也。其毋所遇邪气，又毋怵惕之所志，卒然而病者，其故何也？唯有因鬼神之事乎？岐伯曰：此亦有故邪留而未发，因而志有所恶，及有所慕，血气内乱，两气相搏。其所从来者微，视之不见，听而不闻，故似鬼神。

黄帝曰：其祝而已者，其故何也？岐伯曰：先巫者，因知百病之胜，先知其病之所从生者，可祝而已也。

译 文

黄帝说：先生常说四时贼风邪气侵入人体，会导致疾病的发生，但现在有些人没有离开过屏蔽遮挡的地方，也没有离开过房屋，并没有遭到贼风邪气侵袭却突然发病，是什么原因呢？岐伯答：这是因为他们平时就已经受到湿气等邪气的伤害，蕴藏在血脉之中、肌肉之间，长期留滞在体内而未能消除，或因跌仆摔倒，或因从高处坠下，瘀血积留在体内不能消去。之后，再突然出现暴怒暴喜等情志，或饮食失节，或气候冷热变化无常使腠理闭塞不通。这个时候，如果腠理开泄、毛孔舒展时恰遇风寒，邪气留在经脉以致气血凝滞，与体内原有的湿邪、瘀血等纠缠，就会出现寒痹；身体发热汗出，腠理毛孔开泄时，风邪也容易侵袭人体。所以，这些人虽然没有明显感受四时贼风邪气的侵袭，却因体内原来就有的邪气，但凡加上一点外邪，就会使人发病。

黄帝说：您所说的，都是病人自己能够知道的。如没有外感邪气，也没有不良情志，却突然发病，是什么原因呢？是否由于鬼神作祟呢？岐伯答：这种情况仍是因体内有旧邪不曾发作，加上情感上的变化，比如心生厌恶，或者有所爱慕而不遂其愿，以至血气内乱，引发原发未发的旧邪，与不良的情绪相互搏结，于是疾病就表现出来了。只不过这种内在的变化表现在形体上的症状非常轻微，病变潜伏不易被察觉，也很难听到什么明显的征象，所以人们会认为是鬼神作祟。

黄帝问：这种病可通过念咒画符之类称为"祝由"的手段来治愈，为什么呢？岐伯答：以前的巫医，也知道一点医学常识，和某些疾病的治疗方法，又在施术前先了解病因，采取相应的心理疗法，所以一些精神上的疾病可以通过"祝由"的方法治好。

卫气失常第五十九

本篇要点

阐述了胖、瘦、一般三种体型的人各方面的表现和气血的不同，指出在治疗时应当因人施治，对现在减肥风潮下的人有很好的指导意义。

原　文

黄帝曰：其肥瘦大小奈何？伯高曰：膏者，多气而皮纵缓，故能纵腹垂腴。肉者，身体容大。脂者，其身收小。

黄帝曰：三者之气血多少何如？伯高曰：膏者多气，多气者热，热者耐寒。肉者多血，则充形，充形则平。脂者其血清，气滑少，故不能大。此别于众人者也。

黄帝曰：众人奈何？伯高曰：众人皮肉脂膏不能相加也，血与气不能相多，故其形不小不大，各自称其身，命曰众人。

黄帝曰：治之奈何？伯高曰：必先别其三形，血之多少，气之清浊，而后调之，治无失常经。是故膏人者，纵腹垂腴；肉人者，上下容大；脂人者，虽脂不能大者。

译　文

黄帝问：怎样区别身体的肥瘦大小呢？伯高答：膏人，阳气充盛，皮肤宽纵弛缓，所以腹部肌肉松软下垂；肉人，身体宽大；脂人，肌肉坚实而身形较小。

黄帝问：这三种类型的人气血盛衰怎样？伯高答：膏人气充盛，气属阳，所以体质偏于阳气盛，身体多热耐寒；肉人，阴血偏盛，血属阴能充养肌肉形体，所以肌肉丰满，形体充盛，体质平和；脂人，血清稀，气滑利但少，所以身形不大。以上这些情况与一般人有所不同。

黄帝问：一般人的情况怎样？伯高答：一般人皮、肉、脂、膏都比较均匀，血气平衡，没有偏多的情况，所以身形不大不小，身体各部位都很匀称，这就是一般人的标准。

黄帝说：怎样治疗呢？伯高答：先要分清三种不同类型人的形体，掌握血的多少、气的清浊，然后根据虚实进行调治，治疗时不要违背常规。总而言之，膏人形体宽肥，腹肉下垂；肉人身体上下都很宽大；脂人虽然脂肪多，但身体不大。

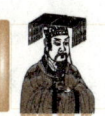

五味论第六十三

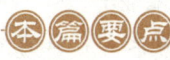

论述了饮食五味与人体五脏的关系，以及偏嗜五味对五脏功能造成的影响，并阐述了五味损伤五脏而致病的机理。

原文

黄帝问于少俞曰：五味入于口也，各有所走，各有所病。酸走筋，多食之，令人癃；咸走血，多食之，令人渴；辛走气，多食之，令人洞心；苦走骨，多食之，令人变呕；甘走肉，多食之，令人悗心。余知其然也，不知其何由，愿闻其故。

少俞答曰：酸入于胃，其气涩以收，上之两焦，弗能出入也。不出即留于胃中，胃中和温，则下注膀胱，膀胱之胞薄以懦，得酸则缩绻，约而不通，水道不行故癃。阴者，积筋之所终也，故酸入而走筋矣。

黄帝曰：咸走血，多食之，令人渴，何也？少俞曰：咸入于胃，其气上走中焦，注于脉，则血气走之，血与咸相得则凝，凝则胃中汁注之，注之则胃中竭，竭则咽路焦，故舌本干而善渴。血脉者，中焦之道也，故咸入而走血矣。

黄帝曰：辛走气，多食之，令人洞心，何也？少俞曰：辛入于胃，其气走于上焦，上焦者，受气而营诸阳者也，姜韭之气熏之，营卫之气不时受之，久留心下，故洞心。辛与气俱行，故辛入而与汗俱出。

黄帝曰：苦走骨，多食之，令人变呕，何也？少俞曰：苦入于胃，五谷之气皆不能胜苦，苦入下脘，三焦之道皆闭而不通，故变呕。齿者，骨之所终也，故苦入而走骨，故入而复出，知其走骨也。

黄帝曰：甘走肉，多食之。令人悗心，何也？少俞曰：甘入于胃，其气弱小，不能上至于上焦，而与谷留于胃中者，令人柔润者也，胃柔则缓，缓则虫动，虫动则令人悗心。其气外通于肉，故甘走肉。

译 文

黄帝问少俞：饮食五味从口入胃，各有所入的五脏，如果偏嗜，会引发相应疾病。酸走筋，过食酸味会导致小便不通；咸走血，过食咸味使人口渴；辛走气，过食辛味使人心中空虚；苦走骨，过食苦味使人呕吐；甘走肉，过食甘味使人心中烦闷。这些现象我都是知道的，却不理解其中的道理，请您讲一下。

少俞答：酸味食物入胃后，酸性收涩，只能行于上、中二焦，不能随气化出入，于是留滞胃中，胃中调和，功能正常，酸味就能下注膀胱，膀胱皮薄且软，遇酸则卷曲收缩，使膀胱口受阻不通，进而小便不通。而前阴是诸筋聚集的地方，所以说酸入胃而走筋。

黄帝问：咸走血，多食咸味使人口渴，为什么？少俞答：咸味食物入胃后，气上走中焦，输注血脉，与血相合，随血行走。血与咸味相合，血液便凝结浓稠，胃中水液就注入血脉之中，容易造成胃中水液不足，不能向上滋养咽部，导致咽部焦干，就会口渴。血脉是中焦精微输送到周身的道路，血也出于中焦，所以说咸味入胃，出中焦而走血分。

黄帝问：辛味入气，多食辛味使人心里空虚，为什么呢？少俞答：辛味食物入胃后，气味上行上焦。上焦受纳中焦水谷精气，并将其运行到全身营护诸阳气。过食姜、韭菜等辛味食物，其气不断地向上发散，时常熏蒸上焦，营卫之气受辛味刺激长留胃中，不能输送上焦，所以心里空虚。辛味发散，能与卫气同行到体表，使腠理开泄，所以辛味进入人体能与汗水一同出于体表。

黄帝问：苦入骨，过食苦味会使人呕吐，为什么呢？少俞答：苦味食物入胃后，由于食物中其他的气味都不能胜过苦味，苦味便进入到下脘，使三焦气机闭阻不通，胃气不能下降而上逆，就会出现呕吐。牙齿是骨的一部分，苦味自口齿食入，又由口齿吐出，使牙齿发黑而疏松，所以说苦味入骨。

黄帝问：甘入肌肉，过食甘味食物使人心中烦闷，为什么呢？少俞答：甘甜的食物入胃后，气味柔弱弛缓，不能上达上焦而存留胃中，使胃气也柔弱弛缓，引起肠中的寄生虫蠕动不安，人就会感到心中烦闷不适。甘味入脾，而脾主肌肉，甘味之气外通肌肉，所以说甘入肌肉。

卷第十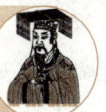

五音五味第六十五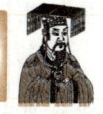

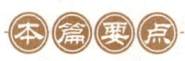

1. 指出了女人、宦官、天宦没有胡须的原因。
2. 论述了须眉和面色与经脉气血的关系。

原　文

黄帝曰：妇人无须者，无血气乎？岐伯曰：冲脉、任脉皆起于胞中，上循背里，为经络之海，其浮而外者，循腹右上行，会于咽喉，别而络唇口。血气盛则充肤热肉，血独盛则澹渗皮肤，生毫毛。今妇人之生，有余于气，不足于血，以其数脱血也，冲任之脉，不荣口唇，故须不生焉。

黄帝曰：士人有伤于阴，阴气绝而不起，阴不用，然其须不去，其故何也？宦者独去何也？愿闻其故。岐伯曰：宦者去其宗筋，伤其冲脉，血泻不复，皮肤内结，唇口不荣，故须不生。

黄帝曰：其有天宦者，未尝被伤，不脱于血，然其须不生，其故何也？岐伯曰：此天之所不足也，其任冲不盛、宗筋不成，有气无血，唇口不荣，故须不生。

黄帝曰：是故圣人，视其颜色，黄赤者，多热气，青白者少热气，黑色者多血少气，美眉者太阳多血，通髯极须者少阳多血，美须者阳明多血，此其时然也。夫人之常数，太阳常多血少气，少阳常多气少血，阳明常多血多气，厥阴常多气少血，少阴常多血少气，太阴常多血少气。此天之常数也。

译 文

黄帝问：女人没有胡须，是没有血气的缘故吗？岐伯答：冲、任二脉都起源于子宫，向上循行在背部脊柱之中，是各条经脉络脉气血汇集的地方。其中浮现在体表的，沿腹部右侧上行，在咽喉交汇，再逸出一条分支环络口唇周围。血气充盛则能充养皮肤、温热肌肉，血气特别旺盛，就会渗透皮肤、滋生毫毛。女性常常气有余而血不足，是屡排经血的缘故，血液亏虚，就使得冲、任脉之血不足以营养口唇，所以不生胡须。

黄帝问：男性损伤了生殖器，阴气竭尽而不能勃起、丧失性功能，可胡须并没有脱去，是什么缘故呢？而唯独宦官不长胡须又是为什么呢？希望听听其中缘故。岐伯答：宦官阉割外生殖器，冲脉受伤，血气泻泄不能恢复，皮肤不得充盈，口唇也不得营养，所以不生胡须。

黄帝问：有些男人的生殖器生来就很小，没受过损伤，也不像妇女那样排出经血，却不长胡须，这是什么原因呢？岐伯答：这是先天发育不良造成的，这种人冲任不足，外生殖器发育不健全，足然有气，但阴血衰少，唇周失去营养，所以不长胡须。

黄帝说：所以聪明睿智的人通过观察人的脸色就得测知体内气血的情况。面色黄赤的，体内阳气亢盛；面色青白的，体内阳气衰少；面色黑的，体内阴血充足但阳气不足；眉毛浓密光泽，太阳经脉多血；须髯连成一片，少阳经血多；胡须浓密光亮，阳明经脉多血。原则上大致如此。正常情况下，人体各条经脉气血的多少有一定的规律，太阳经道常多血少气，少阳经通常多气少血，阳明经通常多血多气，厥阳经通常多气少血，少阴经通常多血少气，太阳经通常多血少气。这是人体经脉气血多少的一般规律。

百病始生第六十六

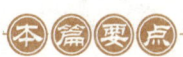

1. 论述了人体正气不足是各种疾病产生的最根本的因素。
2. 介绍了外来致病因素的传变次序和由表传里的各种病变。

原　文

黄帝问于岐伯曰：夫百病之始生也，皆于风雨寒暑，清湿喜怒。喜怒不节则伤藏，风雨则伤上，清湿则伤下。三部之气，所伤异类，愿闻其会。

岐伯曰：三部之气各不同，或起于阴，或起于阳，请言其方。喜怒不节则伤藏，藏伤则病起于阴也；清湿袭虚，则病起于下；风雨袭虚，则病起于上，是谓三部。至于其淫泆，不可胜数。

黄帝曰：余固不能数，故问先师，愿卒闻其道。

岐伯曰：风雨寒热，不得虚，邪不能独伤人。卒然逢疾风暴雨而不病者，盖无虚，故邪不能独伤人。此必因虚邪之风，与其身形，两虚相得，乃客其形。两实相逢，众人肉坚。其中于虚邪也，因于天时，与其身形，参以虚实，大病乃成。气有定舍，因处为名，上下中外，分为三员。

译　文

黄帝问岐伯：各种疾病初生时，都是由于感受外界风、雨、寒、暑、水湿之邪，或是内伤于情志。喜怒不能节制损伤人的内脏，风雨外邪入侵伤害人体上部，水湿外邪入侵伤害人体的下部，上、下、内三部的邪气对人体的伤害各有不同，想听听其中道理。

岐伯说：三部邪气性质各不相同，侵犯的部位也不一样，有的先起于内，有的先起于外，让我讲讲一般规律。喜怒等情志太过会伤害五脏，五脏在内属阴，病便先起于里；水湿之邪乘虚侵犯人体下部，病从下部开始；风雨之邪乘虚侵犯人体上部，病从上部开始。这就是疾病初始的三个部位。一旦邪气在体内猖獗、扩散，所引发的问题就数不清了。

黄帝说：我本来就弄不明白疾病的复杂变化，所以向您请教，希望彻底了解其中道理。

岐伯说：风雨寒热等外邪，如果不遇到正气虚弱的人，是不能单方面伤害人体而致病的。有人突遇狂风暴雨却不生病，是因为正气不虚，邪气不能单独伤害人体。疾病的发生，必定是虚邪之气与人体正气虚同时出现时，外邪才能侵入人体发病。如果四时气候正常，人身强体健、皮肉坚实，就不易发生疾病。人为虚邪所伤，必然是由于外邪入侵与正气虚弱的人体，正虚与邪实相遇，才生大病。邪气侵犯人体，由于性质不同而各有一定的留滞部位，按部位予以命名，上下内外，可分为三部。

原　文

是故虚邪之中人也，始于皮肤，皮肤缓则腠理开，开则邪从毛发入，入则抵深，深则毛发立，毛发立则淅然，故皮肤痛。留而不去，则传舍于络脉，在络之时，痛于肌肉，故痛之时息，大经乃代。留而不去，传舍于经，在经之时，洒淅喜惊。留而不去，传舍于输，在输之时，六经不通，四支则支节痛，腰脊乃强。留而不去，传舍于伏冲之脉，在伏冲之时，体重身痛，留而不去，传舍于肠胃，在肠胃之时，贲响腹胀，多寒则肠鸣飧泄，食不化，多热则溏出糜。留而不去，传舍于肠胃之外，募原之间，留著于脉，稽留而不去，息而成积，或著孙脉，或著络脉，或著经脉，或著输脉，或著于伏冲之脉，或著于膂筋，或著于肠胃之募原，上连于缓筋，邪气淫泆，不可胜论。

译　文

所以邪气侵犯人体，必然从皮肤开始。如果皮肤松弛，腠理开泄，邪气从毛孔进入，邪气向深处侵犯，就会出现恶寒战栗、毫毛悚然直立、皮肤疼痛这样一些症状。如果邪气滞留在体内，逐渐传到络脉，就会导致肌肉疼痛。

若疼痛时作时止，经脉就会代替络脉而受邪。如果病邪滞留不除，就会传入到经脉中，会出现恶寒和不时惊悸。邪气继续留滞，就会传入输脉，会导致手三阴手三阳六条经脉不通，使其不能通达于四肢，以致四肢关节疼痛，腰脊也强痛不适。邪气如再滞留不去，传入脊内的冲脉，就会感到身体沉重疼痛。邪气依旧滞留不除，就会传入肠胃，引起肠鸣腹胀；寒邪重的，就会肠鸣作泻，泻下清稀，食物不消化；热邪重的，就会泻下稀薄糜烂，恶臭难闻。如果邪气仍留滞不除，就传到肠胃之外的脂膜，留驻血脉，使气血凝结，日久不去，就会逐渐长成积块。邪气侵犯人体，有时留于孙脉，有时留于络脉，有时留于经脉，有时留于输脉，有时留于伏冲之脉，有时留于脊膂上的筋，有时留于肠胃以外的膜原并向上涉及到足阳明之筋，泛滥于人体的各个部位，不可逐一言说。

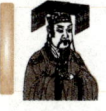

邪客第七十一

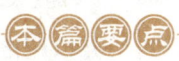

1. 论述了失眠产生的原因机理。
2. 以类比法论述了天人相应的观点。

原文

黄帝问于伯高曰：夫邪气之客人也，或令人目不瞑不卧出者，何气使然？

伯高曰：五谷入于胃也，其糟粕、津液、宗气，分为三隧。故宗气积于胸中，出于喉咙，以贯心脉，而行呼吸焉。营气者，泌其津液，注之于脉，化以为血，以荣四末，内注五藏六府。以应刻数焉。卫气者，出其悍气之慓疾，而先行于四末、分肉、皮肤之间，而不休者也。昼日行于阳，夜行于阴，常从足少阴之分间，行于五藏六府，今厥气客于五藏六府，则卫气独卫其外，行于阳，不得入于阴。行于阳则阳气盛，阳气盛则阳跷陷，不得入于阴，阴虚，故目不瞑。

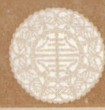

> 译 文

黄帝问伯高：邪气侵入人体，有时会使人难以入眠，是哪种气的失常导致的呢？

伯高答：食物入胃，经运化所成的糟粕、津液、宗气，分三条途径运行。宗气聚积上焦，上出于喉咙，贯注到心肺，使呼吸得以进行。营气把分泌的津液灌注到血脉中，化成血液，向外营养四肢，向内灌注脏腑，昼夜运行全身五十周，与昼夜一百刻的时间按时相应。卫气由水谷中的悍气所化生，运行急速滑利，白天在体表四肢、肌肉、皮肤之间无休止地运行，从足太阳膀胱经开始。夜间行于脏腑之间，从足少阴肾经开始。如果逆乱邪气留滞在脏腑，卫气只能运行在体表，不能进入阴分，使体表的阳气偏盛，阳气偏盛就使得阳跻脉气充满，卫气不能进入体内，体内就会气虚，所以不能闭目入睡，出现失眠。

> 原 文

黄帝问于伯高曰：愿闻人之支节，以应天地奈何？

伯高答曰：天圆地方，人头圆足方以应之。天有日月，人有两目；地有九州，人有九窍；天有风雨，人有喜怒；天有雷电，人有声音；天有四时，人有四支；天有五音，人有五藏；天有六律，人有六府；天有冬夏，人有寒热；天有十日，人有手十指；辰有十二，人有足十指，茎、垂以应之；女子不足二节，以抱人形；天有阴阳，人有夫妻；岁有三百六十五日，人有三百六十五节；地有高山，人有肩膝；地有深谷，人有腋腘；地有十二经水，人有十二经脉；地有泉脉，人有卫气；地有草蓂，人有毫毛。天有昼夜，人有卧起；天有列星，人有牙齿；地有小山，人有小节；地有山石，人有高骨；地有林木，人有募筋；地有聚邑，人有肉䐃；岁有十二月，人有十二节；地有四时不生草，人有无子。此人与天地相应者也。

> 译 文

黄帝问伯高：想听听人的形体技节是如何与天地自然现象相呼应的？

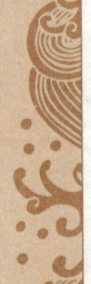

伯高答：天圆地方，人有头圆足方；天有日月，人有双眼；地有九大区域，人有九个孔窍；天有刮风下雨，人有喜怒哀乐；天有雷鸣电闪，人有语言发声；自然界有四季，人有四肢；自然界有五种音阶，人有五脏；自然界有六种音律，人有六腑；自然界有冬冷夏热，人有怕寒怕热；日子有十个天干，人有十指；时间有十二个时辰，人有两足十指，男子有阴茎、睾丸以对应，女子虽无阴茎、睾丸，但怀孕生子以补其不足之数；自然界有阴阳相合，人有夫妻；一年三百六十五日，人有三百六十五个主要穴位；地有高耸的山脉，人有高凸的肩膝；地有深深的峡谷，人有凹陷的腋窝和腘窝；地有十二条大江河，人有十二条主要经脉；地有泉水细流，人有卫气运行；地有丛草，人有毫毛；自然界有白昼与黑夜的更替，人类有起行和睡卧的规律；天有星星排列，人有牙齿并立；地有小的山头，人有小的骨节；地有耸立的山石，人有凸突的骨头；地有树木成林，人有筋膜密布；地有人口聚居的城镇，人体有肌肉丰隆的部位；一年有十二月，人体四肢有十二骨节；地有四季草木不生的，人有终身不育的。这就是人体与天地自然相应的情况。

灵枢篇

卷第十一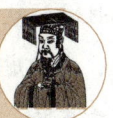

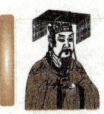 **九宫八风第七十七**

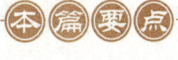

本篇从天人相应的观点出发，阐述了自然界气候异常变化对人体产生的不同影响。

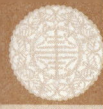

原文

　　风从南方来，名曰大弱风，其伤人也，内舍于心，外在于脉，气主为热。风从西南方来，名曰谋风，其伤人也，内舍于脾，外在于肌，其气主为弱。风从西方来，名曰刚风，其伤人也，内舍于肺，外在于皮肤，其气主为燥。风从西北方来，名曰折风，其伤人也，内舍于小肠，外在于手太阳脉，脉绝则溢，脉闭则结不通，善暴死。风从北方来，名曰大刚风，其伤人也，内舍于肾，外在于骨与肩背之膂筋，其气主为寒也。风从东北方来，名曰凶风，其伤人也，内舍于大肠，外在于两胁腋骨下及支节。风从东方来，名曰婴儿风，其伤人也，内舍于肝，外在于筋纽，其气主为身湿。风从东南方来，名曰弱风，其伤人也，内舍于胃，外在肌肉，其气主体重。

　　此八风皆从其虚之乡来，乃能病人，三虚相搏，则为暴病卒死。两实一虚，病则为淋露寒热。犯其雨湿之地，则为痿。故圣人避风，如避矢石焉。其有三虚而偏中于邪风，则为击仆偏枯矣。

译文

　　从南方来的风叫大弱风，侵害人体时，内可侵及心脏，外会留在血脉，多发热性病。从西南方来的风叫谋风，侵害人体时，内可侵及脾脏，外则留于肌肉，多发虚弱病证。从西方来的风叫刚风，侵害人体时，内可侵及肺脏，外则留于皮肤，多发津伤干燥证。从西北方来的风叫折风，侵害人体时，内可侵及小肠，外则留于手太阳经脉，若手太阳脉气竭绝，则邪气充盈流溢，若脉气闭塞，则邪气结聚不通，会使人突然死亡。从北方来的风叫大刚风，侵害人体时，内可侵及肾脏，外则留于骨骼与肩背的膂筋部位，多发寒性病证。从东北方来的风叫凶风，侵害人体时，内可侵及大肠，外留于两胁腋骨下和肢体关体关节等地方；从东方来的风叫婴儿风，侵害人体时，内可侵及肝脏，外留于筋脉汇聚之处，发病多为一身汗湿；从东南来的风叫弱风，侵害人体时，内可侵及胃腑，外留于肌肉，发病多为肢体沉重。

　　以上所说的八种风，都是从不当令的虚向而来，所以能使人生病。如果人体虚衰，再遇上岁气不足之气、月缺无光之时、气候失和这三虚，就容易得暴病突然死亡。如果两实一虚，多为疲劳困倦、寒热相间等证；若是感受了雨湿之气，会得痿证。所以深知养生之道的人懂得避风邪，就像躲避矢石射击一样。否则，如果三虚相遇，就有可能偏中于邪风，导致突然仆倒或偏瘫。

卷第十二

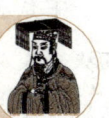

九针论第七十八

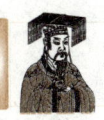

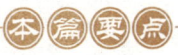

以五脏为中心，联系周身器官说明了其生理功能和病理变化的详情。

原文

五藏气：心主噫，肺主咳，肝主语，脾主吞，肾主欠。

六府气：胆为怒，胃为气逆哕，大肠小肠为泄，膀胱不约为遗溺，下焦溢为水。

五味：酸入肝，辛入肺，苦入心，甘入脾，咸入肾，淡入胃，是谓五味。

五并：精气并肝则忧，并心则喜，并肺则悲，并肾则恐，并脾则畏，是谓五精之气并于藏也。

五恶：肝恶风，心恶热，肺恶寒，肾恶燥，脾恶湿，此五藏气所恶也。

五液：心主汗，肝主泣，肺主涕，肾主唾，脾主涎，此五液所出也。

五劳：久视伤血，久卧伤气，久坐伤肉，久立伤骨，久行伤筋，此五久劳所病也。

灵枢篇

译文

五脏气失调会发生不同的病证：心气不舒发生噫气，肺气不利发生咳嗽，肝气郁结发为多语，脾气不和发为吞酸，肾气衰惫发为呵欠。

六腑气失调会发生不同的病证：胆气郁而不舒容易发怒，胃气失和上逆会呕吐呃逆，小肠化物清浊不分，大肠传导不固会泄泻，膀胱气虚不能约束会遗尿，下焦水道不通会水肿。

五味进入人体各自入养的脏腑是：酸味入肝，辛味入肺，苦味入心，甘味入脾胃，咸味入肾，淡味附属于土入胃，这就是五味各自之所入养。

五脏精气乘虚并到一脏为病的表现是：精气并于肝则肝气抑郁，生忧虑；并于心则心气有余，生喜笑；并于肺则气郁胸窄，生悲哀；并于肾则水盛火衰，生恐惧；并于脾则痰盛中虚，生畏怯。这是五脏精气相并，邪气入于受病之脏而发生的情志病。

五脏各有所厌恶：肝厌恶风，心厌恶热，肺厌恶寒，肾厌恶燥，脾厌恶湿，这就是五脏各自的厌恶。

五脏各有所化生的体液：心化生并主管汗液，肝化生并主管泪液，肺化生并主管涕液，肾化生并主管唾液，脾化生并主管涎液，这便是五液分别出自五脏的情况。

五种劳动过度各有所损伤：视物过久会伤血，病在心；长期躺卧会伤气，病在肺；久坐不动会伤肉，病在脾；长久站立会伤骨，病在肾；长途跋步会伤筋，病在肝。这便是五种久劳导致的病变。

原文

五走：酸走筋，辛走气，苦走血，咸走骨，甘走肉，是谓五走也。

五裁：病在筋，无食酸；病在气，无食辛；病在骨，无食咸；病在血，无食苦；病在肉，无食甘。口嗜而欲食之，不可多也，必自裁也，命曰五裁。

五发：阴病发于骨，阳病发于血，以味病发于气，阳病发于冬，阴病发于夏。

五邪：邪入于阳，则为狂；邪入于阴，则为血痹；邪入于阳，转则为癫疾；邪入于阴，转则为喑；阳入之于阴，病静；阴出之于阳，病喜怒。

五藏：心藏神，肺藏魄，肝藏魂，脾藏意，肾藏精志也。

五主：心主脉，肺主皮，肝主筋，脾主肌，肾主骨。

译文

五味对人体组织的注入走向是：酸味入肝，肝主筋，趋向筋膜；辛味入肺，肺主气，趋向卫气；苦味入心，心主血脉，趋向血液；咸味入肾，肾主骨，趋向骨骼；甘味入脾，脾主肌肉，趋向肌肉。这便是五味趋向不同人体组织的情况。

五种病变在饮食五味上各有禁忌：病变在筋膜，不可过食酸味食物；病变在气，不宜食用辛味食物；病变在骨骼，不可多食咸味食物；病变在血液，不可多食苦味食物；病变在肌肉，不宜过食甘味食物。如果偏嗜某味而想要进食，也不可过量，必须自我节制，适可而止。这些饮食禁忌叫作"五裁"。

五脏邪气侵入脏里发病各有不同：肾为阴脏，主骨，肾阴的病多发于骨；心为阳脏，主血脉，心阳的病多发于血脉；饮食五味伤脾，发病多为精气不足；阳虚而病，多发于冬季；阴虚而病，多发于夏季。

邪气侵扰五脏会发生不同的病变：病邪侵入阳分，阳热炽盛，就会神志受扰而发生狂病；病邪侵入阴分，阴寒过盛就会发生血痹；病邪侵入阳分搏结于上，会引起癫疾。病邪侵入阴分搏而不去，会导致喑哑；阳分邪气进入阴分，则出现安静沉默；阴分邪气入阳分，病人易怒。

五脏各有所藏的精神意识活动：心藏神，肺藏魄，肝藏魂，脾藏意，肾藏志和精。

五脏对躯体各有所主：心主血脉，肺主皮毛，肝主经筋，脾主肌肉，肾主骨骼。

灵枢篇

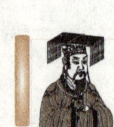

大惑论第八十

本篇要点

1. 从眼睛的功能渊源于五脏六腑之精出发，论述了视觉迷乱形成的机理。

2. 论述了善忘、善饥而不嗜食、不得卧、不得视、多卧、卒然多卧、少瞑等病的症状及发生机理。

原　文

黄帝问于岐伯曰：余尝上于清冷之台，中阶而顾，匍匐而前，则惑。余私异之，窃内怪之，独瞑独视，安心定气，久而不解。独博独眩，披发长跪，俛而视之，后久之不已也。卒然自止，何气使然？

岐伯对曰：五藏六府之精气，皆上注于目而为之精。精之窠为眼，骨之精为瞳子，筋之精为黑眼，血之精为络，其窠气之精为白眼，肌肉之精为约束，裹撷筋骨血气之精，而与脉并为系。上属于脑，后出于项中。故邪中于项，因逢其身之虚，其入深，则随眼系以入于脑。入于脑则脑转，脑转则引目系急，目系急则目眩以转矣。邪其精，其精所中不相比也，则精散。精散则视歧，视歧见两物。目者，五藏六府之精也，营卫魂魄之所常营也，神气之所生也。故神劳则魂魄散，志意乱。是故瞳子黑眼法于阴，白眼赤脉法于阳也。故阴阳合传而精明也。目者，心之使也。心者，神之舍也，故神精乱而不转。卒然见非常处，精神魂魄，散不相得，故曰惑也。

黄帝曰：余疑其然。余每之东苑，未曾不惑，去之则复，余唯独为东苑劳神乎？何其异也！

岐伯曰：不然也。心有所喜，神有所恶，卒然相惑，则精气乱，视误，故惑，神移乃复。是故间者为迷，甚者为惑。

译　文

黄帝问岐伯：我曾登上清冷高台，走到台阶中间向四处望，然后又伏身前行，感觉头晕目眩、眼花迷乱。我暗自惊异，觉得奇怪，于是把眼闭住再睁开，平心定气，但许久也没消除这种感觉，仍是头晕目眩，只好披发久跪在台上。但当我向下俯视时，目眩迷乱还是久久不止。而突然之间，这种感觉便自行消失了。这是什么道理呢？

岐伯答：五脏六腑精气都上输而注于眼睛，使眼睛有视物的能力。精气汇集之处形成眼睛，肾的精气充养瞳仁，肝的精气充养黑暗，心的精气充养眼角的血络，肺的精气充养白睛，脾的精气充养眼胞。上下眼睑包裹着筋、骨、血、气、肉的精气和整个白睛、黑睛、瞳孔，并与脉络合并，构成目系。目系向上连属到脑，向后达到项部中间。当邪气侵袭项部，又逢身体虚弱，就会深入脑中，导致头脑晕转，头脑晕转又会牵引目系抽急，以致双目眩晕。这种现象是由于邪气伤害了内脏之精，内脏精气便不能普遍输注，使眼部精气耗散，发生"视歧"，看东西的时候有重影出现。眼睛能看东西，是因为五脏六腑精气的输注，它也是营、卫、魂、魄经常运行之处，是反映神气的部位。所以精神劳累会使魂魄散乱，意志率乱。瞳孔、黑眼属阴，白眼、赤脉属阳，阴阳相合，能使眼睛看见东西。眼睛是心的使者，心是神居的场所。所以如果神乱而使精气不能正常地输注于眼睛时，又突然看到异于寻常的事物，就会精神魂魄散乱不安，发生眩惑。

黄帝问：我怀疑实情并不是这样的，我每次到东苑去，没有不发生眩惑的，离开后便又恢复正常，难到我只有到东苑才劳神过度吗？多么奇怪啊！

岐伯答：不是的。人心有所喜好，神有所厌恶，喜、恶两情猝然并行，就会使精神紊乱，导致视觉错乱，产生迷惑之感。等到精神欲念转移后就恢复正常。这样的情况，轻微的叫做"迷"，严重的叫做"惑"。

原　文

黄帝曰：人之善忘者，何气使然？岐伯曰：上气不足，下气有余，肠胃实而心肺虚。虚则营卫留于下，久之不以时上，故善忘也。

黄帝曰：人之善饥而不嗜食者，何气使然？岐伯曰：精气并于脾，热气留于胃，胃热则消谷，谷消故善饥。胃气逆上，则胃脘寒，故不嗜食也。

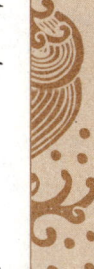
灵枢篇

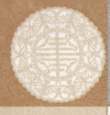

黄帝曰：病而不得卧者，何气使然？岐伯曰：卫气不得入于阴，常留于阳。留于阳则阳气满，阳气满则阳跷盛，不得入于阴则阴气虚，故目不瞑矣。

黄帝曰：病目而不得视者，何气使然？岐伯曰：卫气留于阴，不得行于阳，留于阴则阴气盛，阴气盛则阴跷满，不得入于阳则阳气虚，故目闭也。

黄帝曰：人之多卧者，何气使然？岐伯曰：此人肠胃大而皮肤湿，而分肉不解焉。肠胃大则卫气留久；皮肤湿则分肉不解，其行迟。夫卫气者，昼日常行于阳，夜行于阴，故阳气尽则卧，阴气尽则寤。故肠胃大，则卫气行留久；皮肤湿，分肉不解则行迟。留于阴也久，其气不清，则欲瞑，故多卧矣。其肠胃小，皮肤滑以缓，分肉解利，卫气之留于阳也久，故少瞑焉。

黄帝曰：其非常经也，卒然多卧者，何气使然？岐伯曰：邪气留于上焦，上焦闭而不通，已食若饮汤，卫气留久于阴而不行，故卒然多卧焉。

译文

黄帝问：有些人健忘，是什么原因呢？岐伯答：人上部之气不足，下部之气有余，即下部肠胃气实而上部心肺气虚，营卫之气稽留下部，久而不能按时上行，心神失养，所以发生健忘。

黄帝问：有些人容易饥饿却不想吃东西，是什么原因呢？岐伯答：饮食精气由脾运送，热气独留于胃脘。胃脘有热，水谷消化快，就容易有饥饿的感觉。胃热导致胃气上逆又会使胃脘滞塞，所以不思饮食。

黄帝问：有人患病而不能入睡，是什么原因呢？岐伯答：这是由于卫气不能进入阴分，滞留在阳分所导致的。卫气滞留在阳分使阳气盈满，进而阳跷脉盛实，卫气不能入于阴分又使阴气亏虚，如此阴虚阳盛，神外出而不能内入，因此不能闭目入睡。

黄帝问：有人患病而不想睁眼看东西，是什么原因呢？岐伯答：这是由于卫气滞留在阴分而不能出而循行于阳分造成的，卫气滞留在阴分则阴气盛实，阴跷脉盈满有余，卫气不能入于阳分使阳气亏虚，如此阴盛阳虚，神内敛而不能外出，因此不想睁眼看东西。

黄帝问：有些人嗜睡，是什么原因呢？岐伯答：因为这种人肠胃较大，皮肤涩滞，肌肉之间不滑利。肠胃较大卫气滞留的时间就长，皮肤涩滞，分肉之间不滑利，卫气运行也就迟缓。卫气运行的规律是，白天运行于阳分，夜间运行于阴分，所以卫气在阳分行尽就要入睡，在阴分行尽就会醒来。这种人的肠胃较大，卫气在体内运行停留的时间长久，加之皮肤涩滞，肌肉不滑利，卫气在体表就运行迟缓。卫气久留在阴分，不能振奋外出，所以总是闭目躺卧、困倦嗜睡。肠胃体积小，皮肤光滑弛缓，肌肉滑利，卫气留于阳分的时间就长，人的睡眠就少。

  黄帝问：有些人不是经常嗜睡，而是突然出现嗜睡现象，是什么原因呢？岐伯答：这是由于邪气停留在上焦，使上焦闭阻不畅，加之吃得过饱，或是饮汤水过多，使卫气久留在阴分而不能外达于阳分，人就会突然嗜睡。

灵枢篇